伏見式

経絡按摩

伏見 富士子 著

たにぐち書店

はじめに

　伏見式経絡按摩の教本が、講義内容をまとめる形で一冊の本になりました。

　皆さんが今後、鍼灸師・按摩マッサージ指圧師として施術していく上で、この本によって正しい経絡や経穴がわかるようになり、この基礎を元として各自がこれから広がりを持って飛躍していくのを楽しみにしています。

　皆さんが、人々の健康管理のお手伝い（未病を防ぐ）として、この経絡按摩を業としてくれることを望んでおります。

2004年3月
伏見　富士子

伏見式経絡按摩

私の臨床経験からの経絡按摩術、施療より得た内容

1．治療の心構えとして、患者の身体に対して無で入っていきます。そして、身体に触れ即診断・治療に入っていきます。
　その際、様々なものにぶつかっていきます。その時は、必ず目的意識をもって治療を行います。
2．経絡按摩の場合は、経絡すべてに触れていくことが出来るので、身体の変化を術者は把握することができます。把握したら即ちにその状態・部位に応じた手技を使い治療していきます。
　経絡治療とは、気の流れを整えることです。現代医学的に考えますと、大きな意味での循環器系即ち血液・ホルモン・リンパ組織だと考えます。
　また、人間の身体に異常が起こると、その経絡上に様々な様子で現れてくるものがあると考えます。その場合、必ずその部位と他との係わり合いを頭に入れて何故その様な状態になっているのかを考える訳です。

①四季の変化
　現代は科学があまりにも進歩、発達した為、人間は自然の中で生かされているという事を忘れている人が多い。
②文化生活
③生活のリズム
④食
⑤ストレス

私の臨床経験からの経絡按摩術、施療より得た内容

　多くの人は、病気は急になるものだと錯覚しているように思います。現代医学において検査法は非常に優れているが、本当に病にならなければデータは正常で現れます。

　但し、正常値であっても、上ギリギリ、下ギリギリがあります。機械でも、もう少しで擦り切れる寸前があります。擦り切れてしまえば動かない。しかし、機械は部品を取り替えればまた稼動するが、人間の身体は病になり、場合によっては命取りとなります。

　幸いにして、人間の身体はほとんど結合組織で出来ています。結合組織は再生される事を頭に入れ、現在より良い状態を作り上げていくよう心がけて治療を行っています。

　つまり経絡按摩とは、『患者さんの主訴、経絡、その他身体を整えて行く事によって人間の自然治癒力を導き出し良い方向へ持って行く』ことです。

　何しろ人間の身体は小宇宙と云われているものです。未だに患者さんの身体を良い状態で生活できるように悪戦苦闘の毎日であります。これからの高齢化社会、人間の寿命はどうする事もできませんが命ある限り、健康な人はその人なりに、病を持っている人はその人なりに、自分のお守りのできる身体で居られるように心がけて治療の仕事を続けていきたいと思います。

伏見式 経絡按摩　目次

はじめに …………………………………………………………… 3
私の臨床経験からの経絡按摩術、施療より得た内容 ………… 4

1 側臥位による按摩法 …………………………………… 7

　1 肩部→背部→上肢 …… 8
　2 頚部→頭部→腰部 …… 40
　3 下　肢 …… 60

2 仰臥位による按摩法 …………………………………… 77

　1 頭　部 …… 78
　2 頚部→肩部→胸部→上肢 …… 84
　3 腹　部 …… 92
　4 下　肢 …… 101

3 伏臥位による按摩法 …………………………………… 119

　1 背部仕上げ …… 120

経穴の取穴法 ……………………………………………… 140

側臥位による按摩法

伏見式経絡按摩

1 肩部→背部→上肢

1. 被術者は左上側臥位姿勢をとる

　左半側より開始することにより、まず心臓周囲を暖め血液循環を円滑にする。

2. 施術者は被術者の背後に位置し、肩から腕にかけて両手で手掌軽擦を数回行う

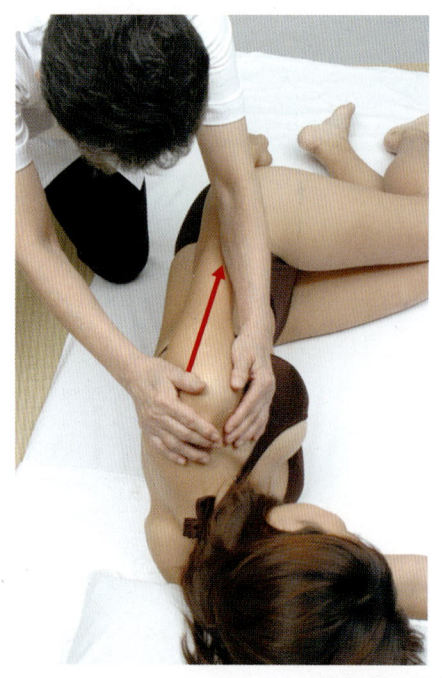
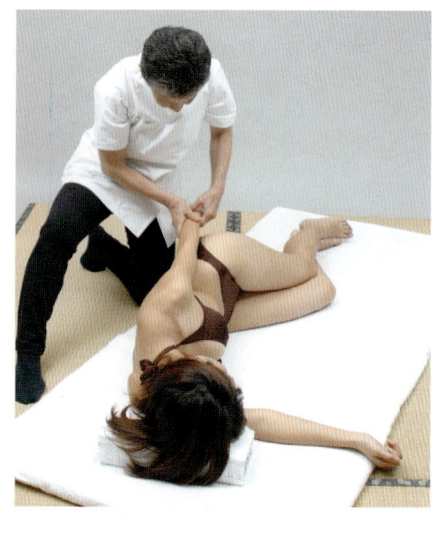

被術者の姿勢もチェック

3. 肩部第１線（第１胸椎〜肩甲棘上窩〜肩峰ライン）の母指揉捏

ポイント
① 被術者の上肢は体側に沿って伸ばした状態とする。
② 肩甲棘上窩を肩峰まで揉捏する。終点の肩峰周辺は軽めに腱を傷つけないように圧迫する。

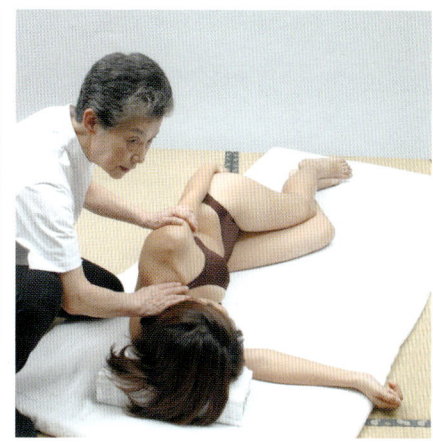

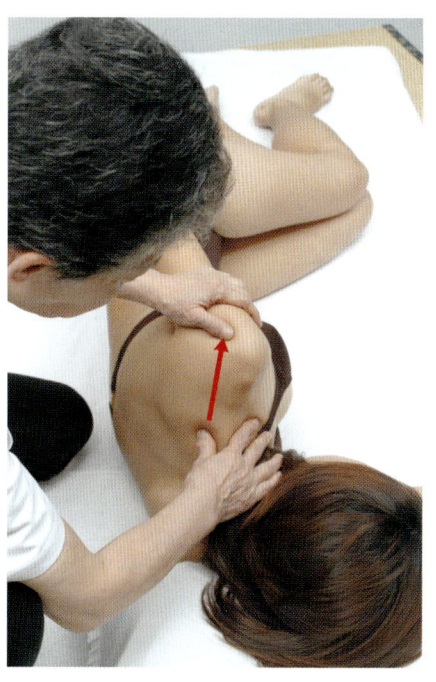
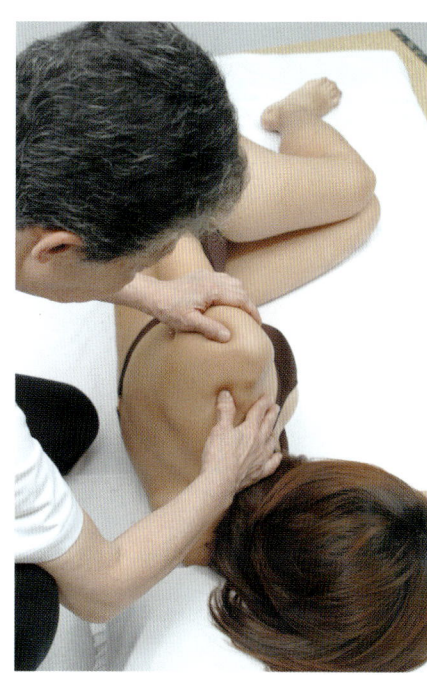

伏見式経絡按摩

4. 肩部第2線（第3胸椎〜第4胸椎付近から）の母指揉捏

> **ポイント**
> ①被術者は体側より手を体の前へおろす。その際に、肩甲棘上窩にあらわれる筋肉の違いに注意！
> ②第1線同様、肩甲棘上窩を肩峰まで揉捏する。肩峰は軽く圧迫。

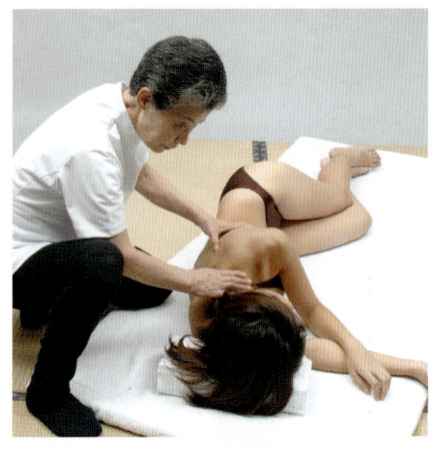

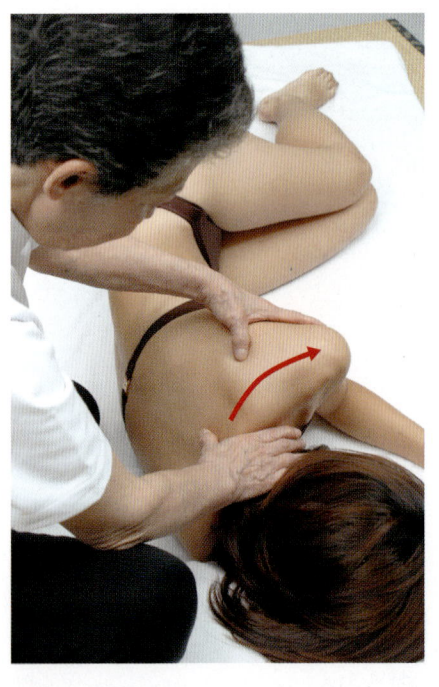

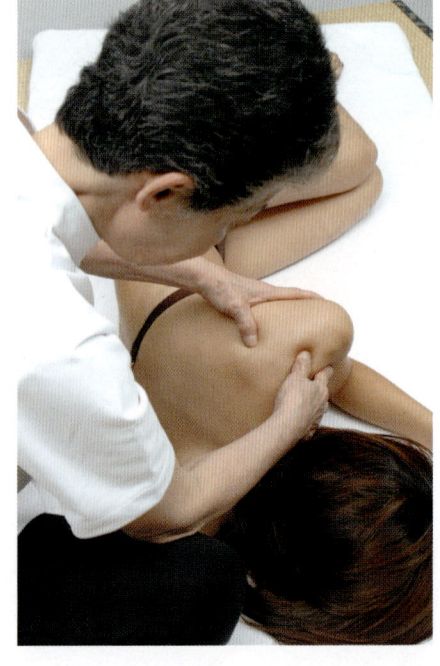

10

5. 肩部第3線（第7頸椎〜肩井〜肩峰）肩井ラインの母指揉捏

施術者は、被術者の頭部に位置する。

ポイント
①被術者の上肢は再び体側に戻す。
②肩部第3線は非常に短い間隔である。
③肩峰は、軽く圧迫。

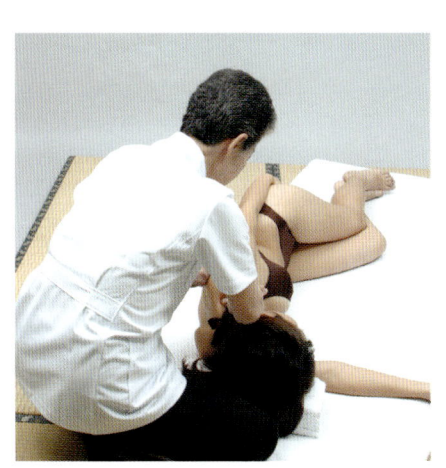
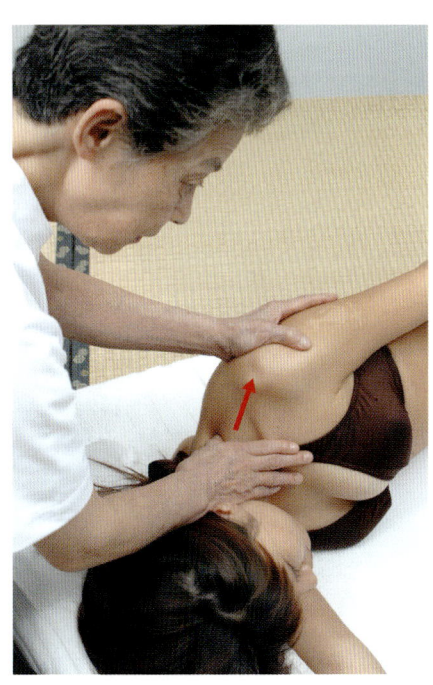

6. 背部第１線（脊際）の母指揉捏

　施術者は被術者の背後に位置する。上部の第２胸椎・第３胸椎辺りまで右手で揉捏後、左手に揉捏する手をかえて脊際を揉捏する。その際、右手は肩上を支える。

> **ポイント**
> ①片方の手で肩甲骨を引き寄せる感じで背骨の際に深く母指をすべらす。
> ②上肢は体側より下げる。（曲げる。）
> ③脊際線を空け広げるようなイメージで、脊際に沿った方向に揉捏。

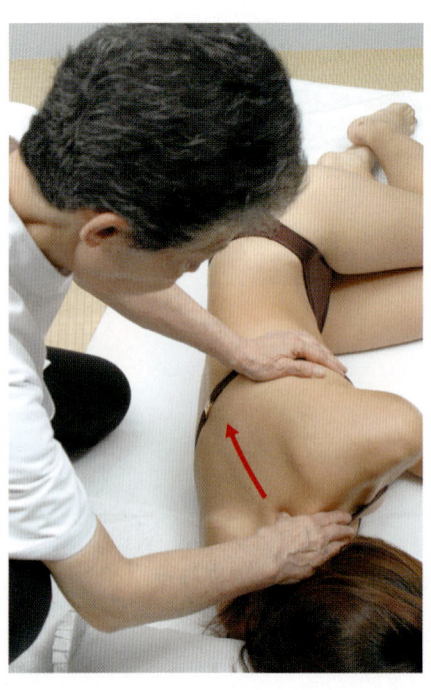
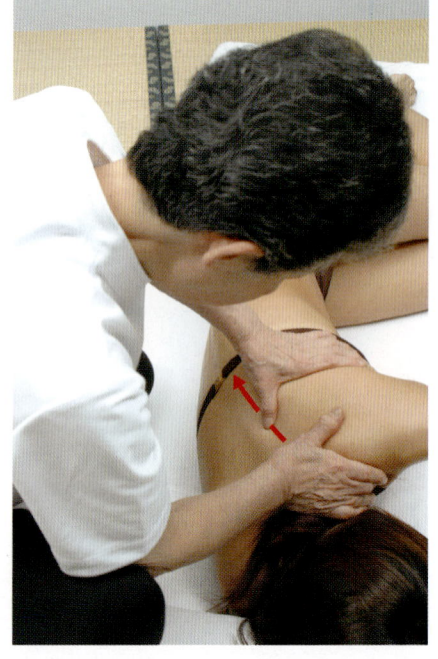

1 側臥位による按摩法

肩部→背部→上肢

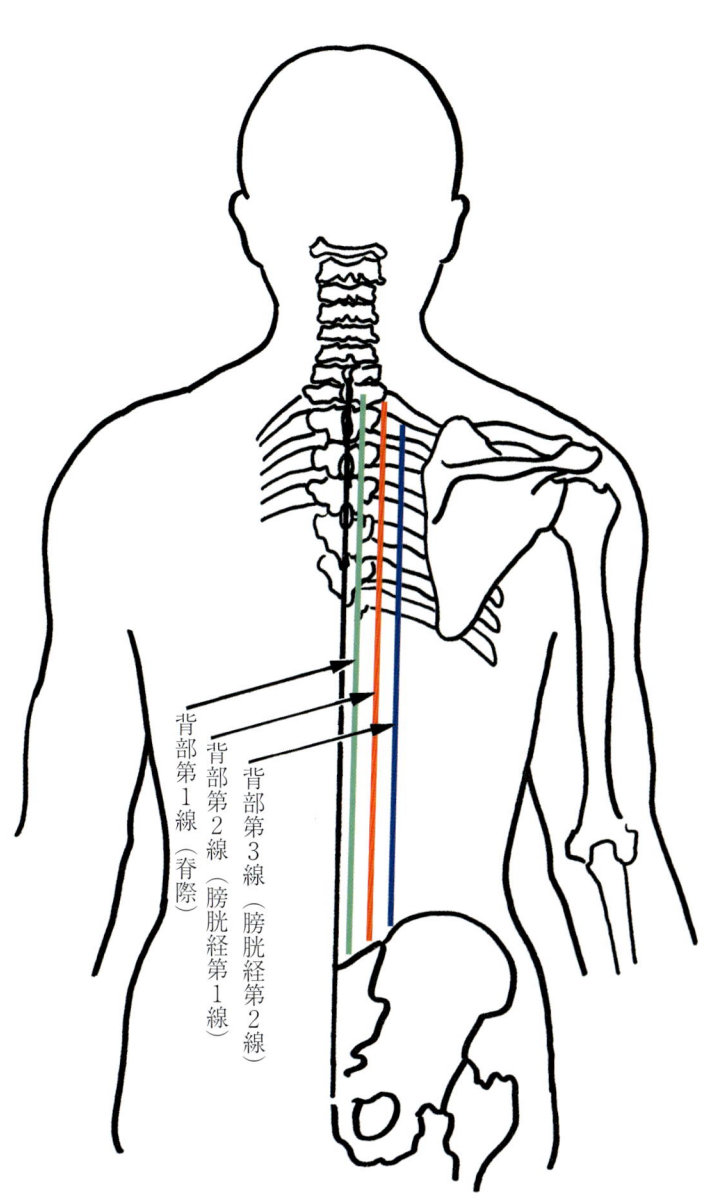

背部第3線（膀胱経第2線）
背部第2線（膀胱経第1線）
背部第1線（脊際）

13

7. 背部第2線（膀胱経第1線）を第12胸椎付近まで母指揉捏

　脊柱起立筋を意識し、筋をつかまえて母指揉捏。手で肩甲骨を引寄せながら、横に切るように母指揉捏する。

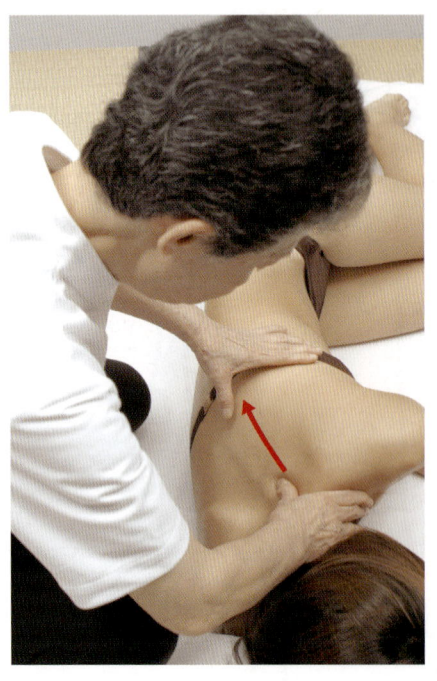
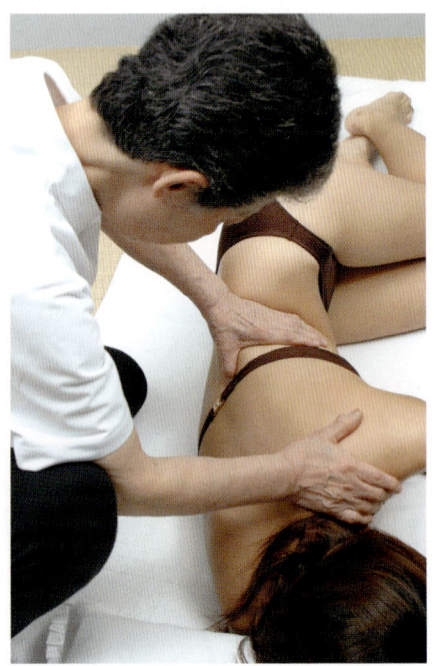

8. 背部第3線（肩甲骨内側縁と膀胱経第2線）の母指揉捏

1. 肩甲骨の内側縁を肩甲骨下角まで揉捏する。
2. 下角まできたら、膏肓へ戻り膀胱経第2線を下降する。その時支える手は、第1線第2線と同様に筋肉を浮かせるように支持する。

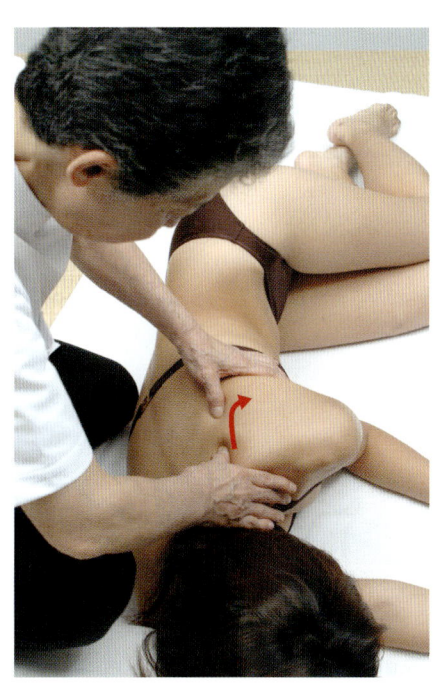 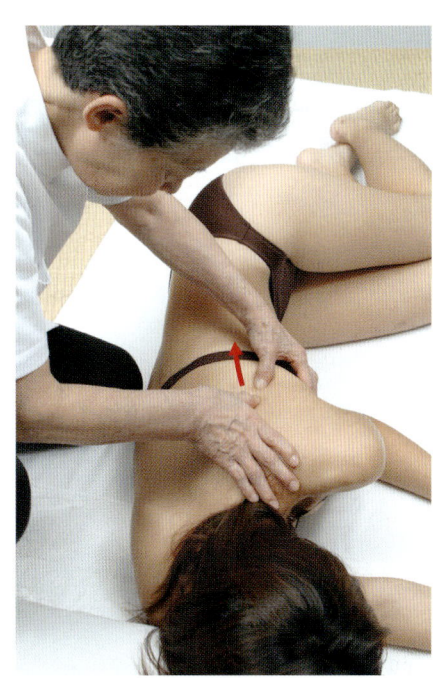

9. 肩甲棘下窩（フの字）の母指揉捏　―1

肩甲骨部、肩甲棘を押さえ肩甲棘下縁に沿って母指揉捏。

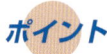

右手で肩上を動かないように軽く固定し、左手で肩甲棘下縁を内側から外側へ母指揉捏。

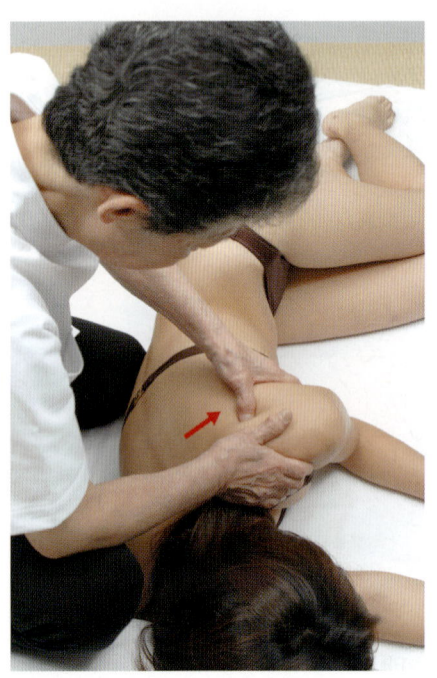
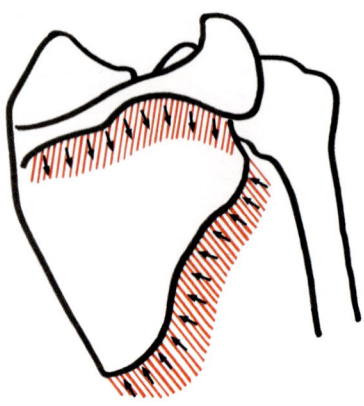

10. 肩甲棘下窩（フの字）の母指圧迫 ―2

肩甲棘下窩の外側縁を上から下へ母指揉捏。

> **ポイント**
> ①施術者は被術者の背下方に位置する。
> ②左手で上腕を軽く引寄せる。

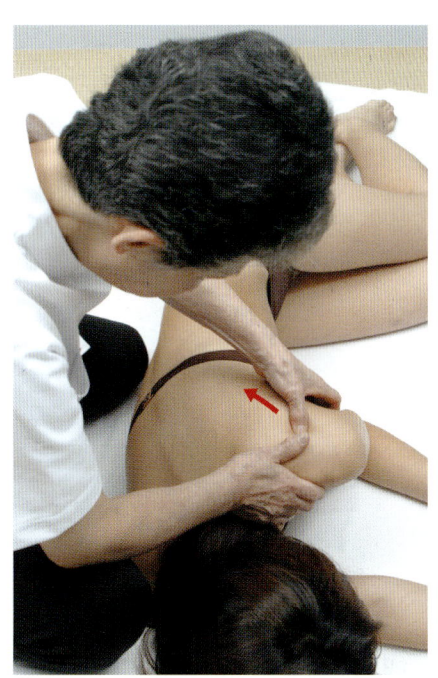
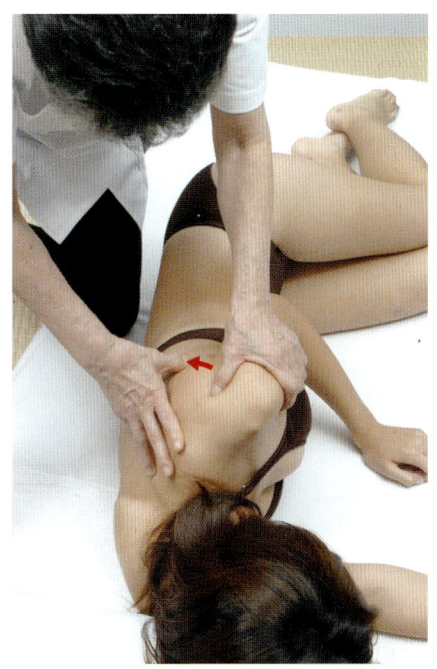

伏見式経絡按摩

11. 肩甲棘下窩の手根揉捏

両手で肩甲骨と胸部を包み込むように支えながら行う。

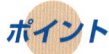

左手で鎖骨周辺を支えて固定しながら、フの字で細かく揉捏した後を慣らすような感じで肩甲棘下窩全体を手根揉捏する。

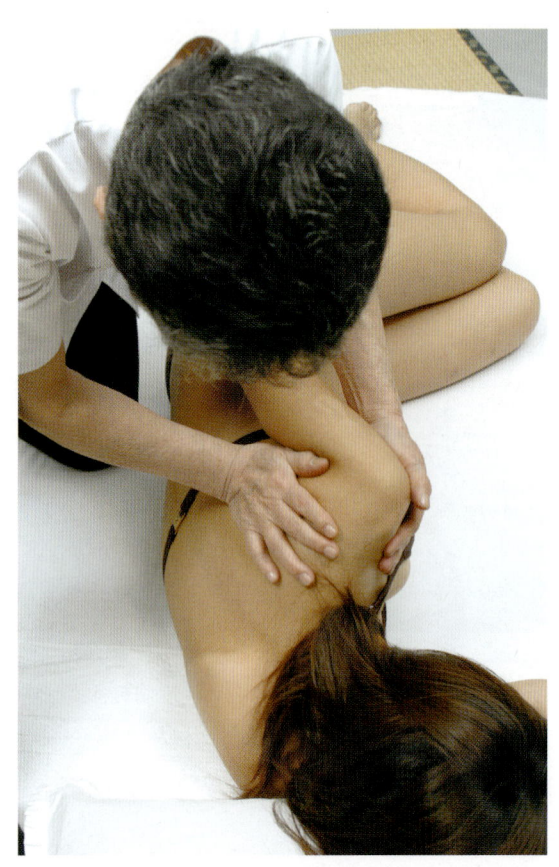

12. 胸部（鎖骨と第1第2肋骨の間部分）を四指揉捏又は手根揉捏

ポイント
①右手は背部をしっかり固定し支える。
②胸部の筋が硬く張っている人には、四指揉捏よりも手根揉捏を用いる。

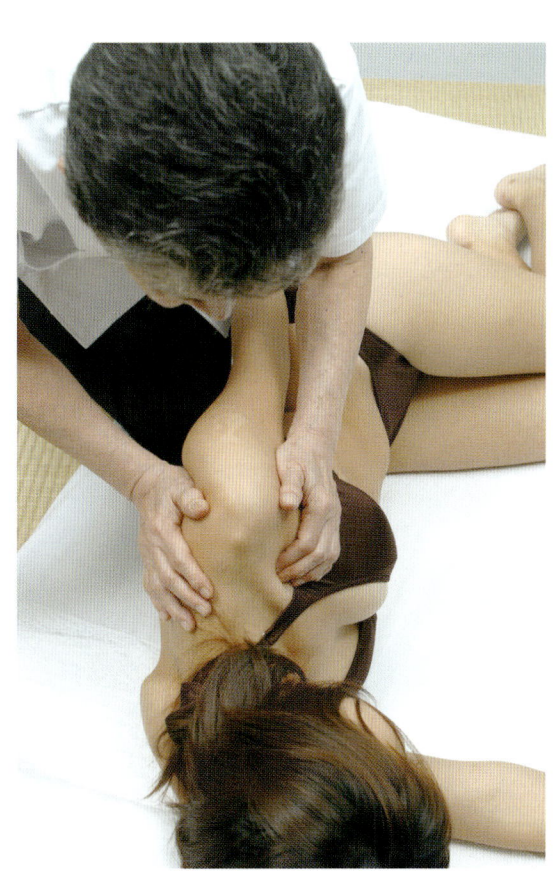

1 側臥位による按摩法

肩部→背部→上肢

13. 上肢を持上げ、三角筋を前縁から後縁まで把握圧迫しながら、三角筋全体の様子を見る

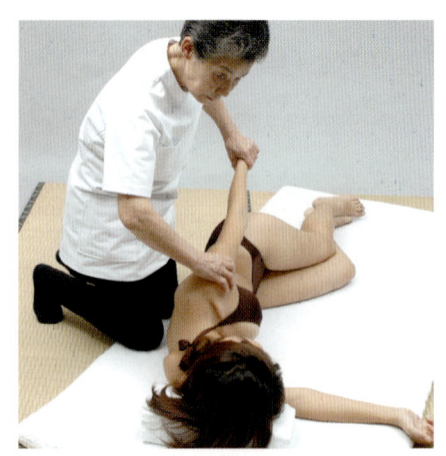

14. 腕を伸展し、被術者の体側に乗せ大腸経の母指揉捏（曲池・陽渓の母指圧迫）

> **ポイント**
> ①上腕の柔らかい部分は、筋肉を痛めないように軽く母指揉捏する。
> ②前腕部は被術者の臀部を支えとして用い、しっかり揉捏する。

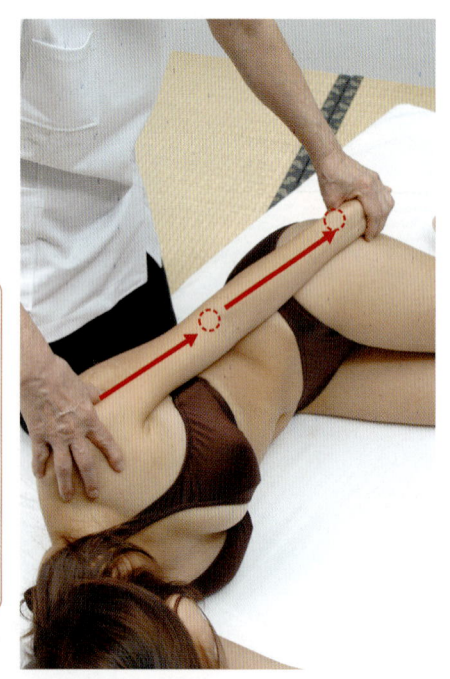

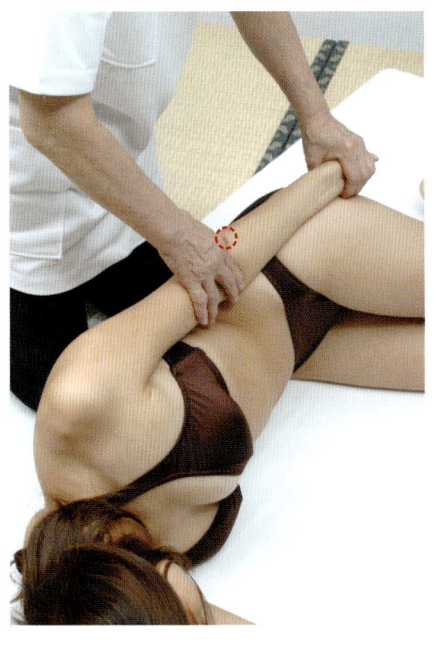 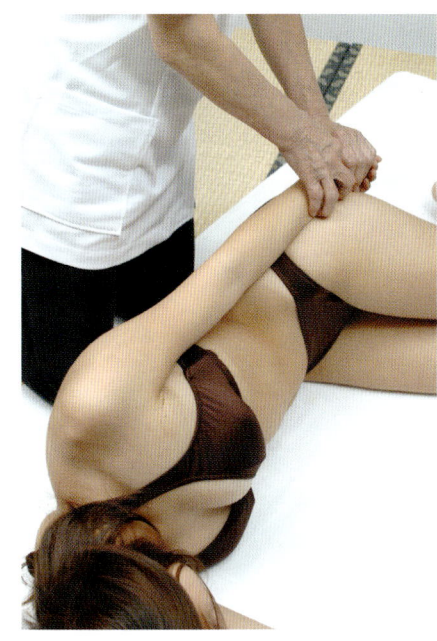

15. 三焦経の母指揉捏（陽池の母指圧迫）

ポイント

①起点の三角筋の付け根から上腕の真後ろを揉捏する。
②大腸経同様上腕は柔らかく、肘から下はしっかりと被術者の臀部に乗せ揉捏する。

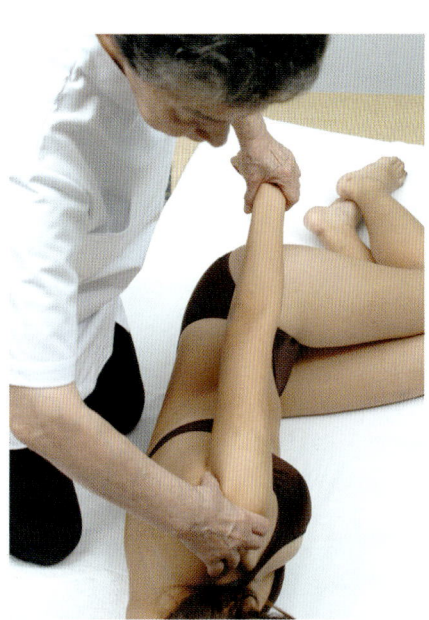

1 側臥位による按摩法

肩部→背部→上肢

伏見式経絡按摩

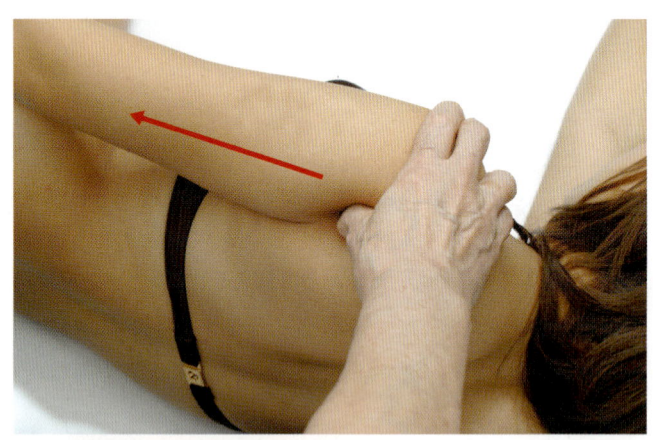

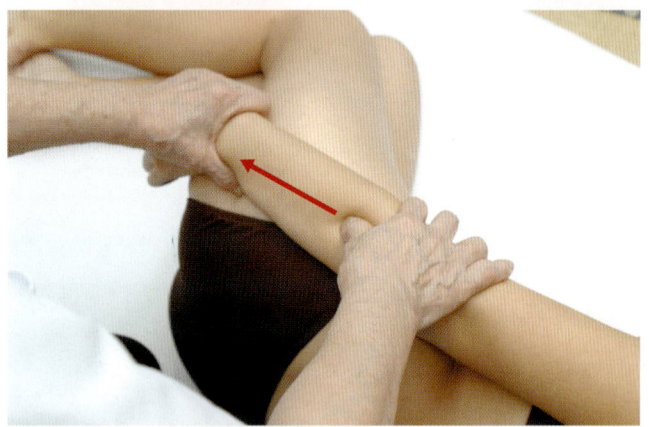

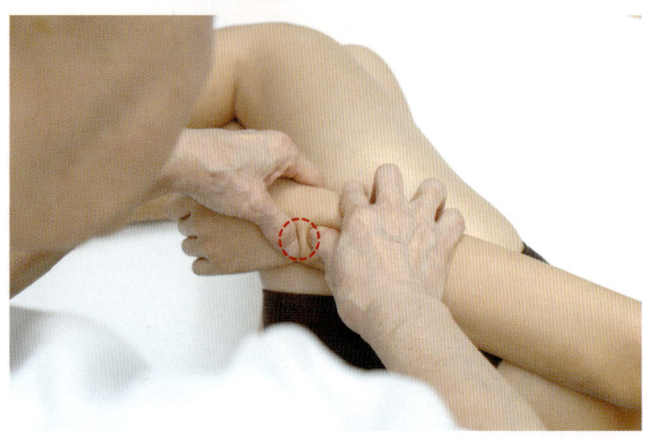

16. 腕を屈曲させて小腸経の母指揉捏

上腕は、上腕三頭筋の内側縁を揉捏。前腕は、尺骨の際(橈側縁)を揉捏。
腕の屈曲位→肩関節内施、肘関節回内屈曲、手関節掌屈の状態。

※肘関節を回内屈曲している為、小腸経の位置が回外伸展時とズレるので異なる。

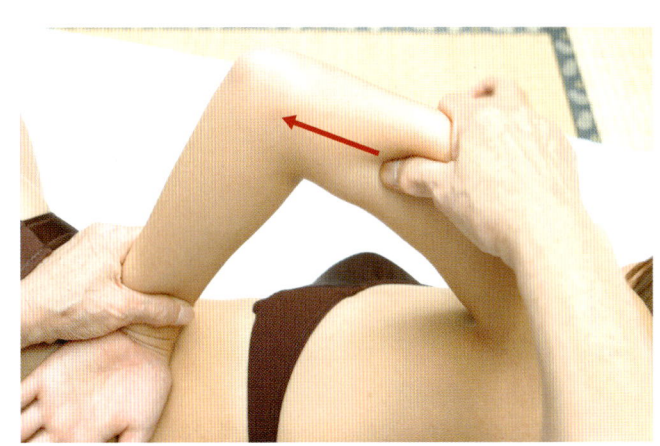

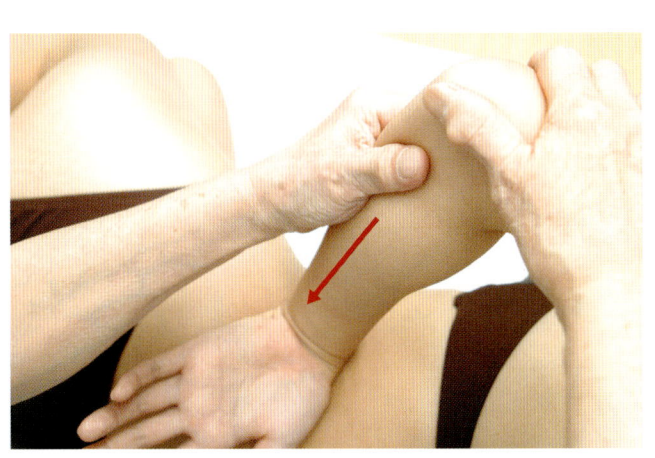

伏見式経絡按摩

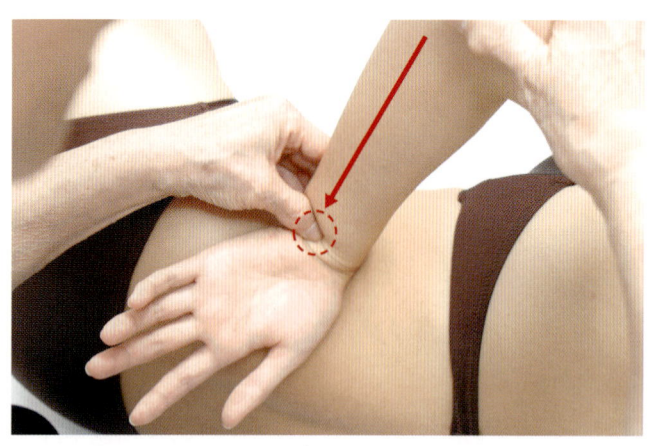

17. 心経・心包経の母指揉捏

> **ポイント**
>
> 上腕部は上腕三頭筋の内側と上腕二頭筋の筋溝を上腕・前腕とも手掌を大きく使い二経同時に揉捏する。

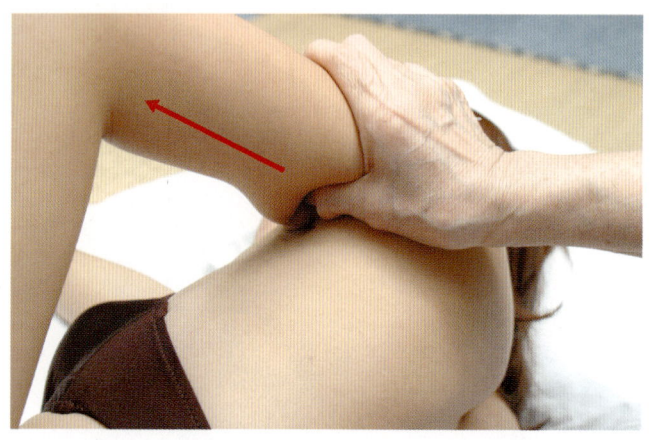

1 側臥位による按摩法

肩部→背部→上肢

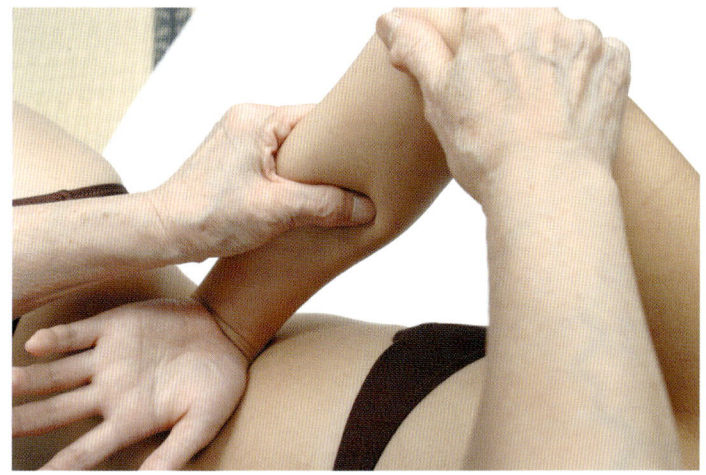

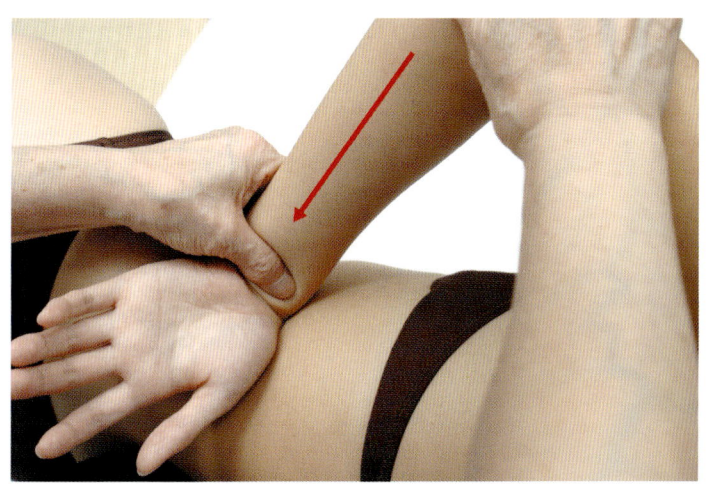

18. 上肢を伸展し、前腕を施術者の大腿部に乗せ、三角筋前部線維から太淵まで肺経の母指揉捏

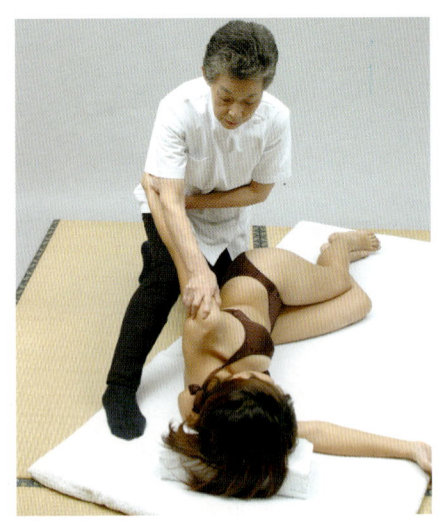

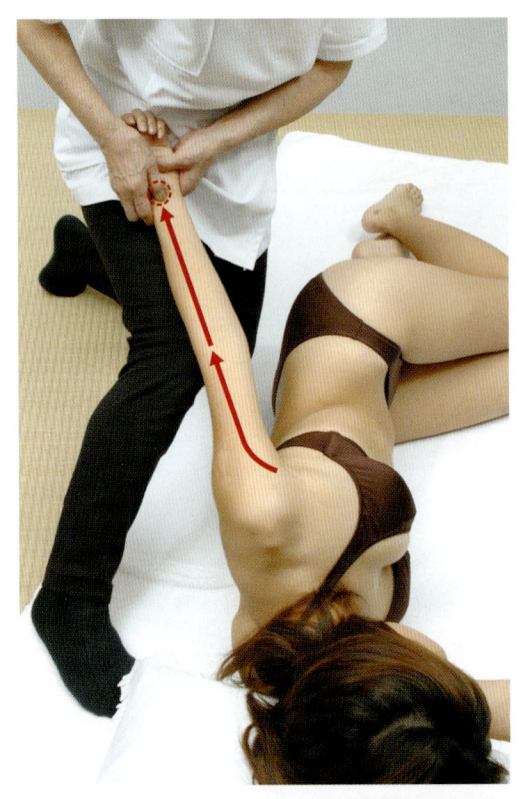

19. 前腕を牽引しながら把握してコリ等の確認

　この際に、手の六経（肺・大腸・心・小腸・心包・三焦）にコリが残っていないか確認する。

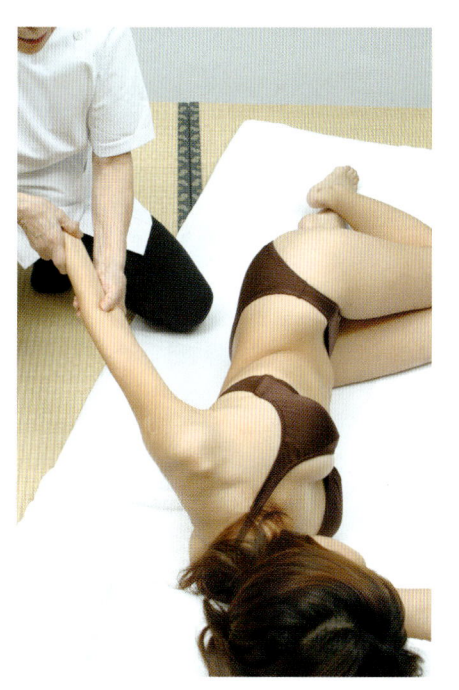
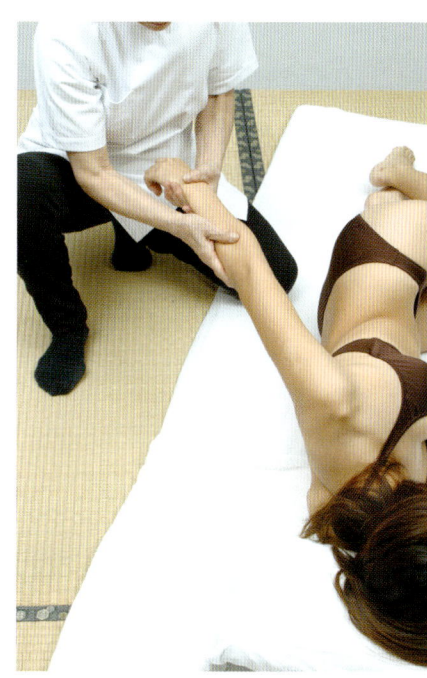

20. 被術者の肘下に手を入れ腕を持上げ、広背筋付着部を母指圧迫

> **ポイント**
> ①施術者の大腿部で背中を支える。
> ②肩貞に母指をあて、肩甲骨内部に響くようにし、息を吐きながら圧迫。
> ③肩背部の筋を緩める為、五十肩・腰痛に効果あり。

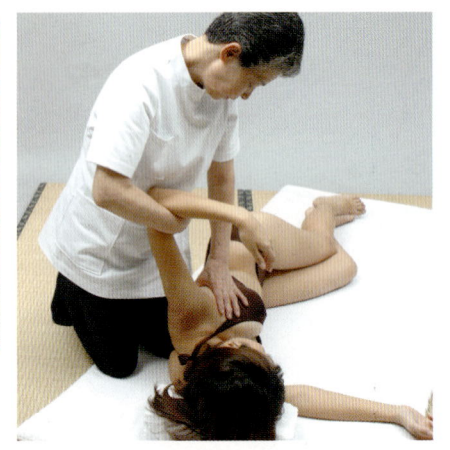

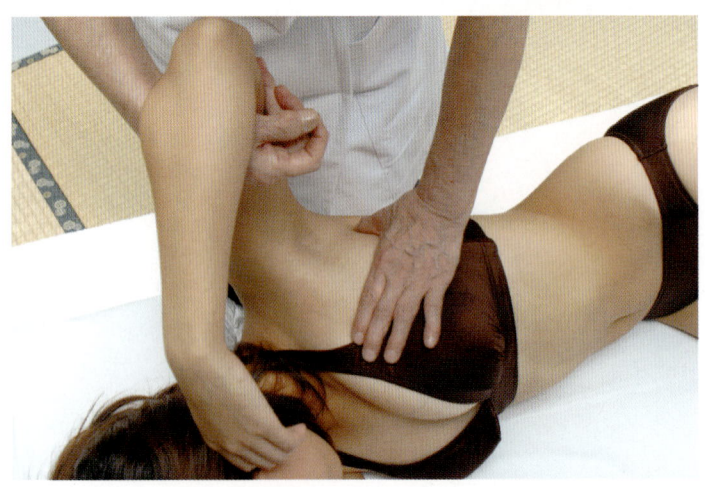

21. 腋窩の広背筋や小円筋を把握揉捏

上肢を伸展して肩貞・臑兪（小腸経）の母指圧迫。

22. 肩関節を外転して上肢全体の把握圧迫及び錐状揉捏

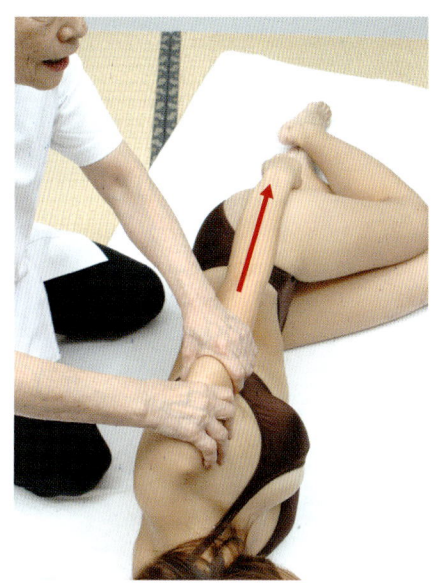
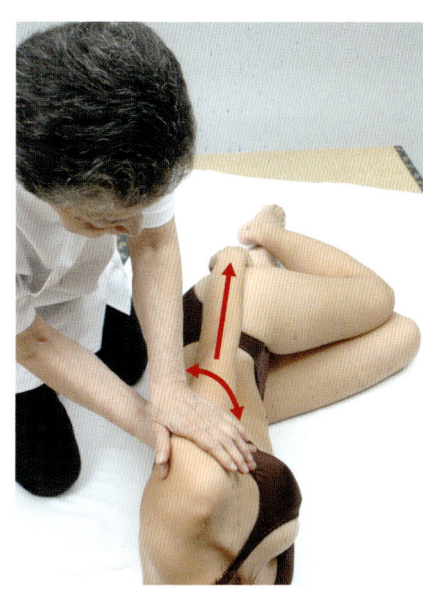

23. 手関節をもち軽く牽引

片手で肩甲骨部を支える。

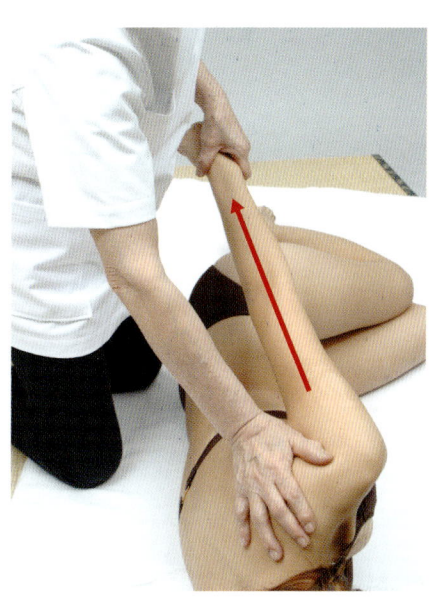

1 側臥位による按摩法

肩部→背部→上肢

24. 被術者の手先に位置し、手関節部の母指揉捏

> **ポイント**
> ① 手関節部の要穴・陽谿（大腸経）・陽池（三焦経）・陽谷（小腸経）を母指圧迫輪状揉捏する。
> ② 手関節の回りは六経絡が通っているので、しっかりと揉捏する。

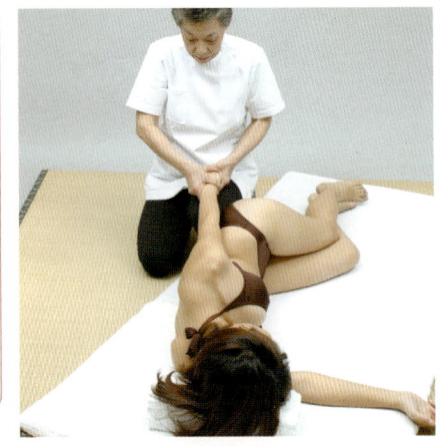

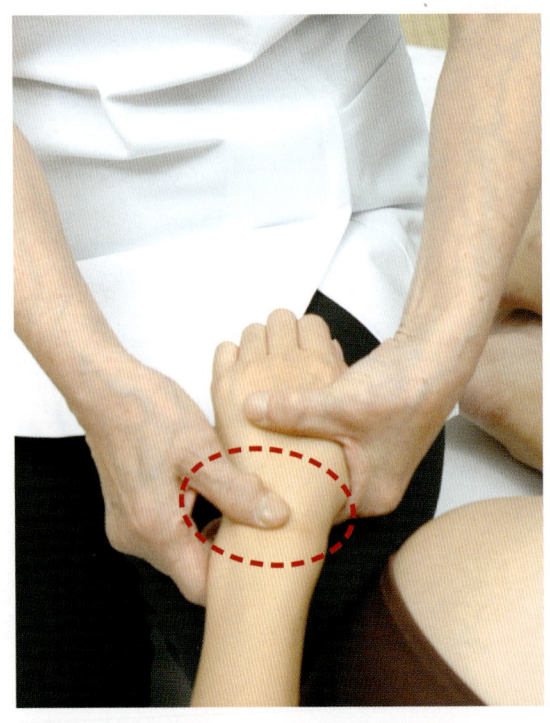

25. 手背部・骨間筋の母指揉捏

ポイント

手背部の腱を傷めないように圧迫・揉捏を行う。（合谷の母指圧迫）

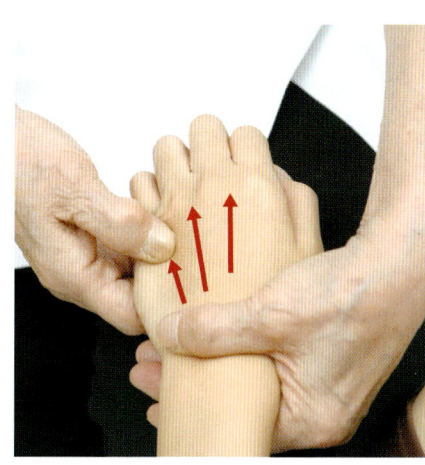
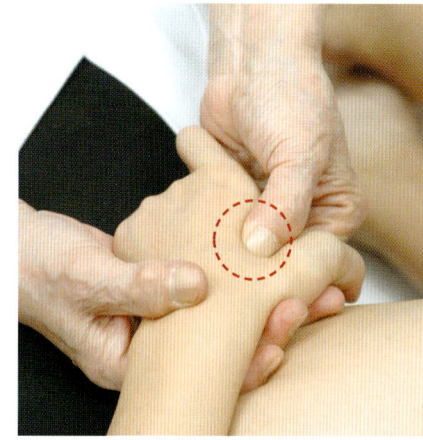

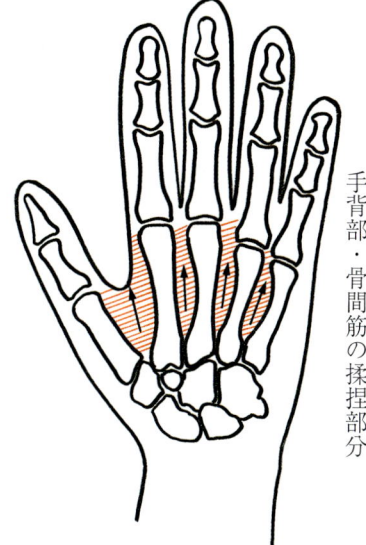

手背部・骨間筋の揉捏部分

1 側臥位による按摩法

肩部→背部→上肢

26. 手を返して（肩関節内施）手掌部の母指圧迫

> **ポイント**
> 手掌を開き、上肢を伸ばして、各経絡に響かせるような感じで行う。

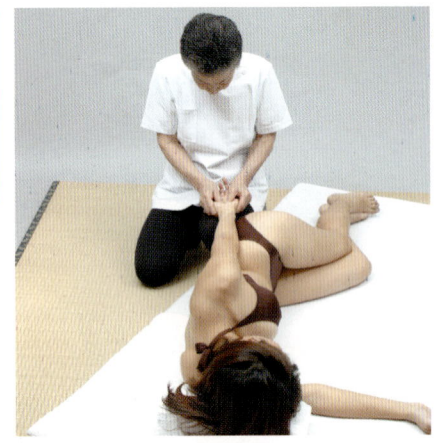

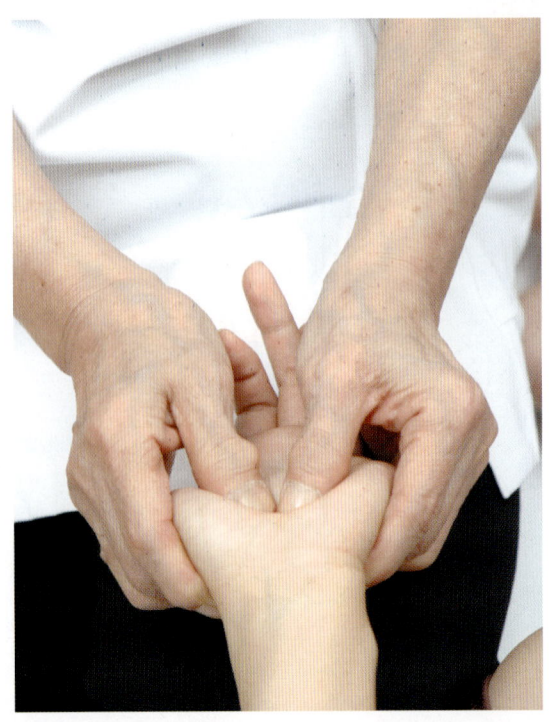

27. 指の二指揉捏

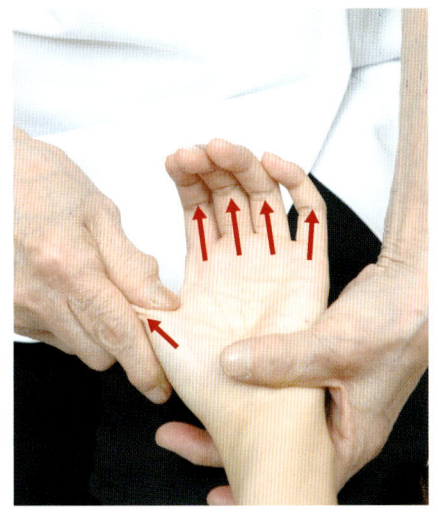
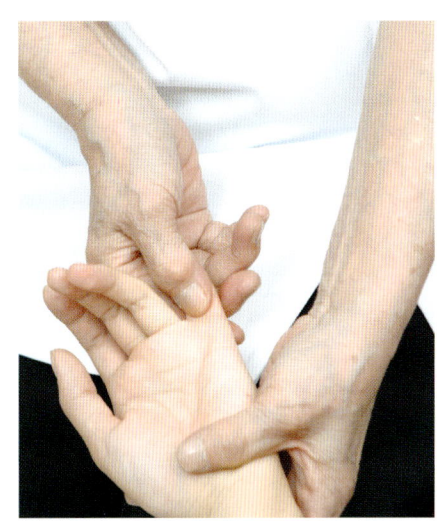

28. 再び手を返して、指を二本ずつ持ち、引きながら震顫

※27・28ともに各経絡を整えるように行う。

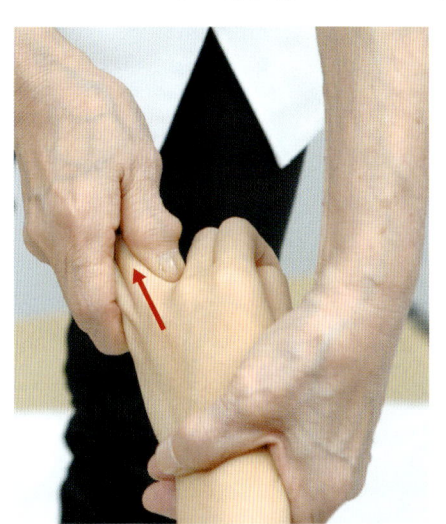
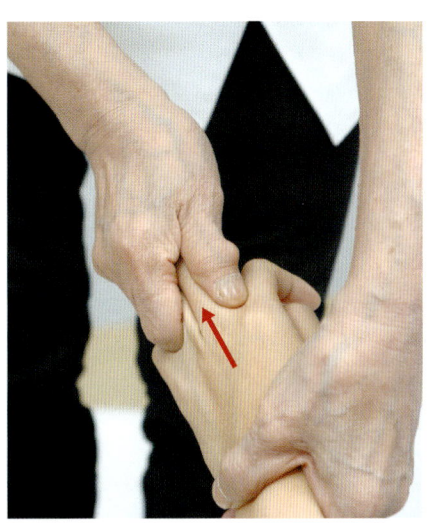

1 側臥位による按摩法　肩部→背部→上肢

29. 指を一本ずつ、施術者の示指と中指で挟み込むようにして引き、中手指節関節を鳴らす

この際、無理して指を牽引し過ぎる必要はない。

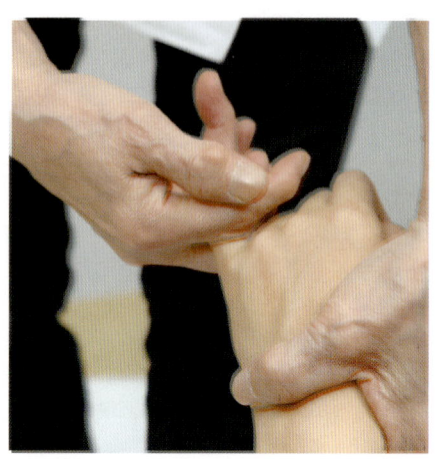

30. 手関節を屈曲・伸展（約3回）繰り返し、手関節を左右にまわす

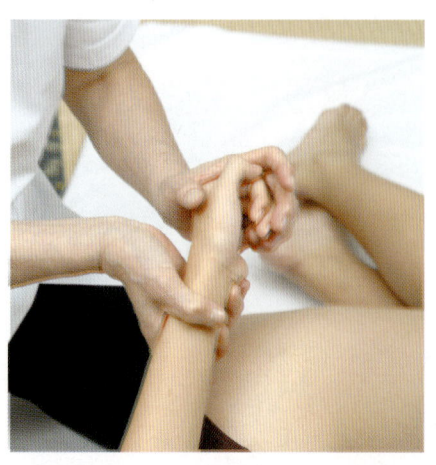
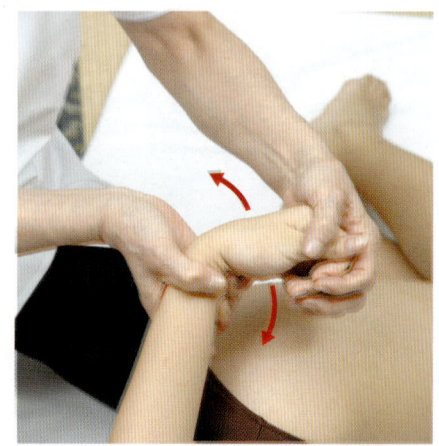

31. 肘関節の屈曲・伸展（約3回）繰り返す

肘を片手で、しっかり支える。

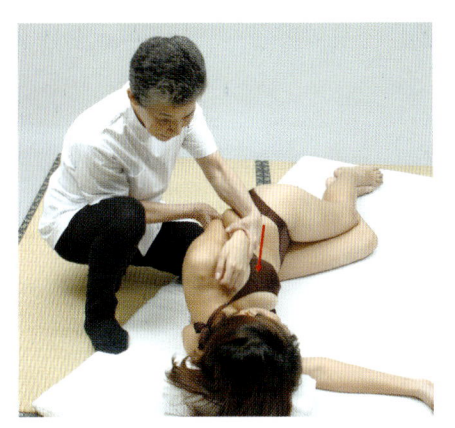

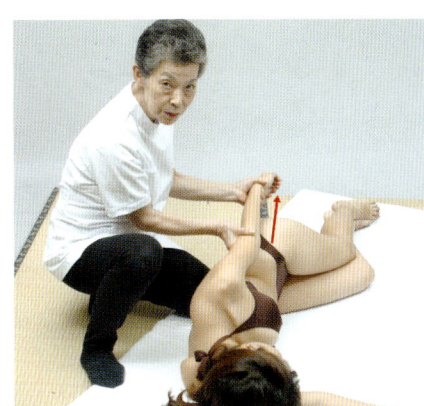

32. 肘関節を屈曲させ、肩甲棘下窩3点を順に母指圧迫したまま肘を後ろに引く（肩関節伸展）

〈3点〉 Ⅰ．肩甲棘下縁の内縁
　　　　Ⅱ．肩甲棘下窩の中央 ＝天宗
　　　　Ⅲ．肩甲棘下窩の外縁

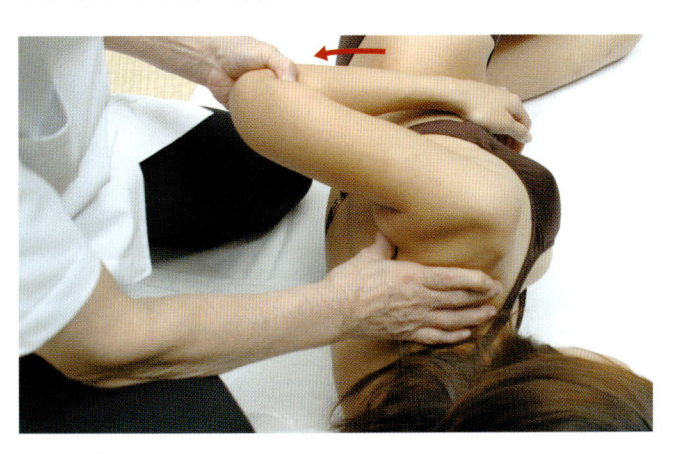

1 側臥位による按摩法

肩部→背部→上肢

伏見式経絡按摩

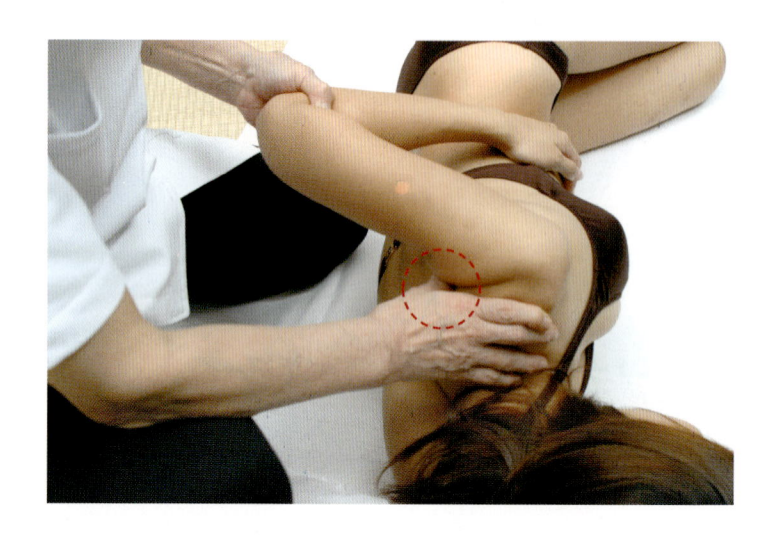

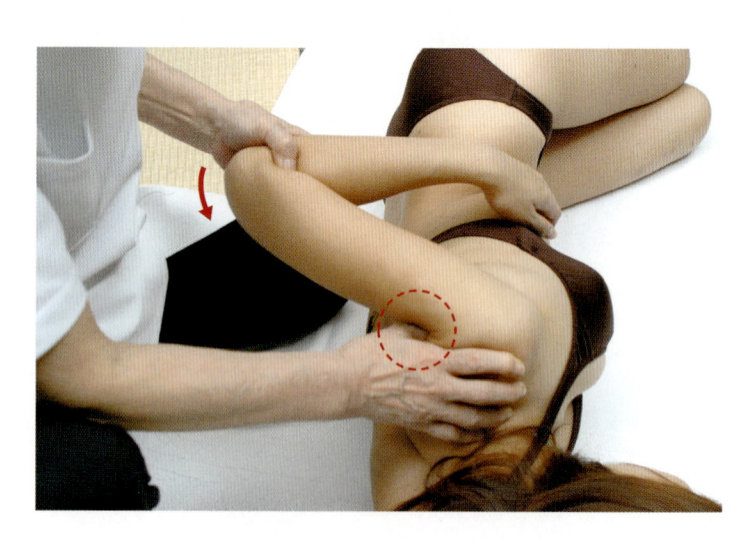

33. 肘関節を屈曲させたまま肩関節を外転して、手掌を頸の後ろに持って行き肘と腰を押さえて伸ばすように力を加える

　胸筋を開き腹斜筋を伸ばすように、その際腕の上がり具合・腰の伸び具合を確認する。（五十肩・腰痛の有無の確認）

　五十肩のひどい患者の場合肩関節の外転は困難。

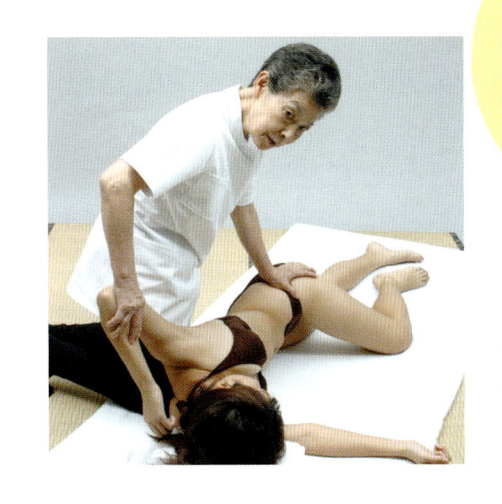

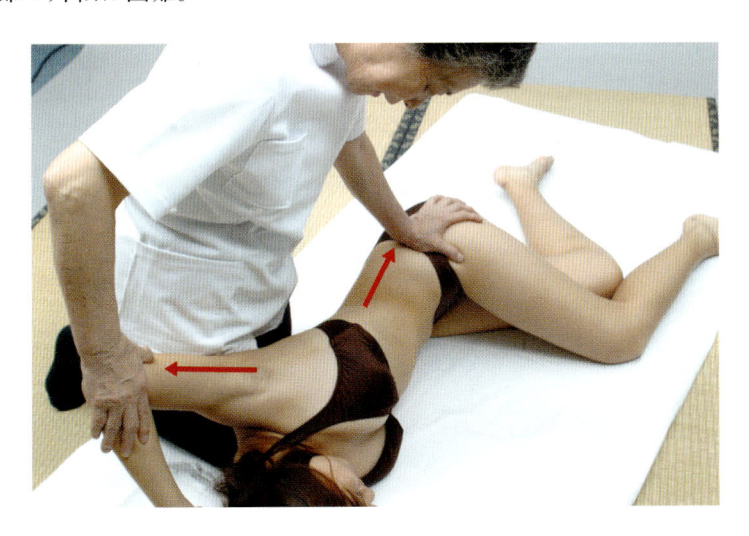

1 側臥位による按摩法

肩部→背部→上肢

34. 手関節を持って肩関節を外転及び上方に引き上げ手関節を背屈

施術者の大腿部で被術者の背中を支える。

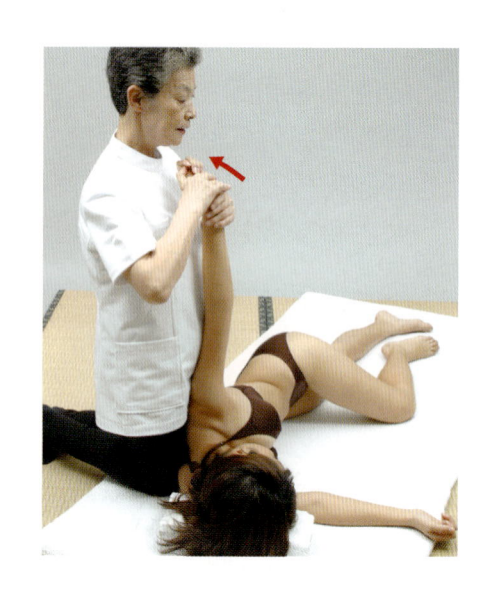

35. 上肢全体に切打・横手

切打は上から下へ、横手は下から上へ行う。

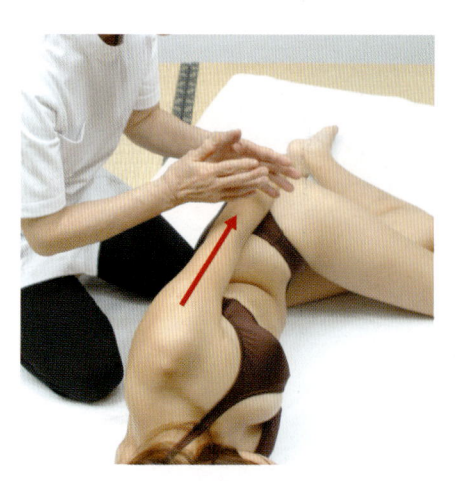

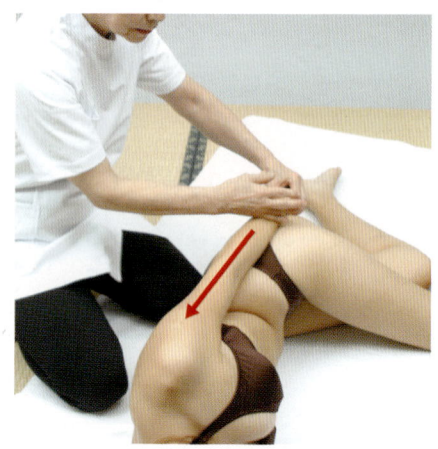

36. 肩から上肢全体にかけて軽擦

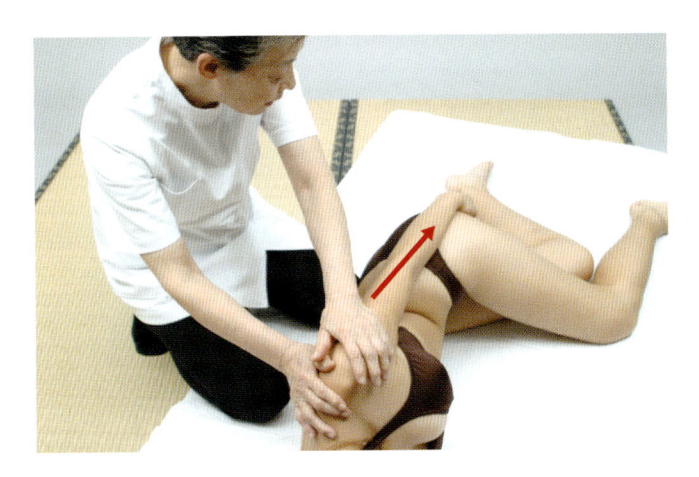

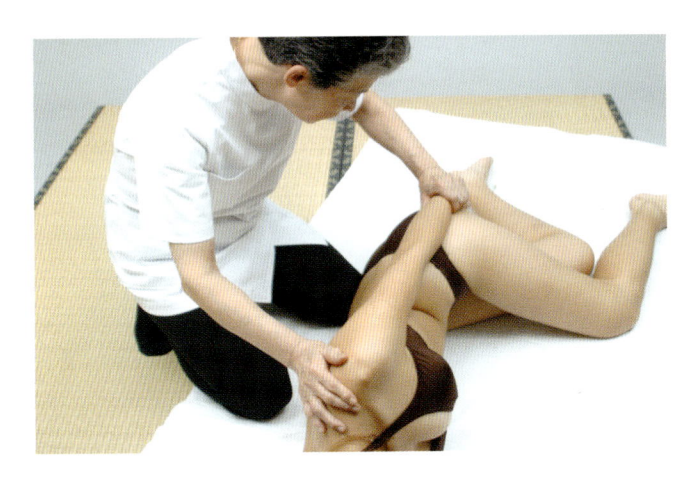

伏見式経絡按摩

② 頚部→頭部→腰部

1. 被術者は側臥位

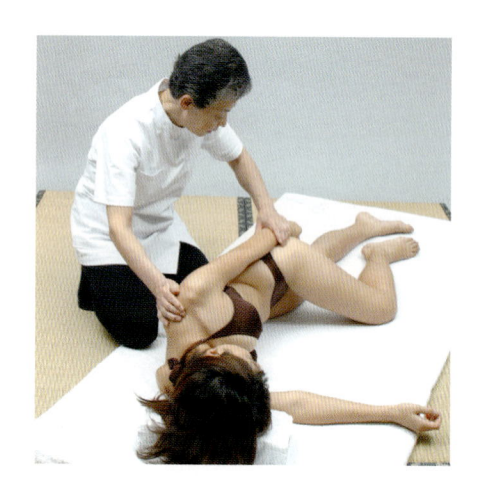

2. 上肢から引続き、肩上を把握揉捏

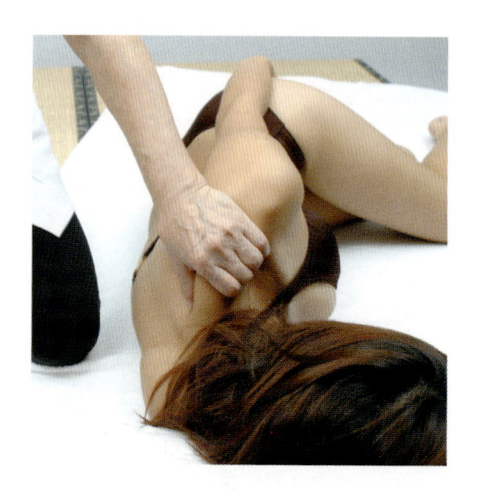

3. 頚肩境界部を母指圧迫

施術者は被術者の頭部に位置する。

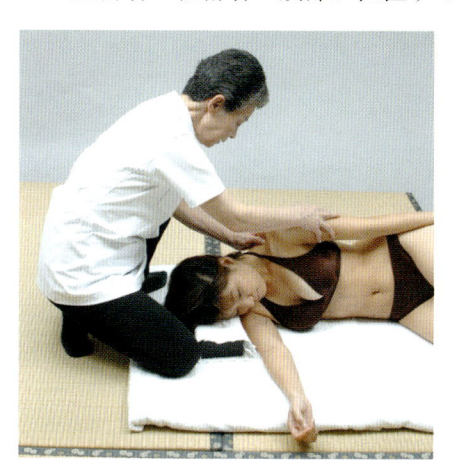

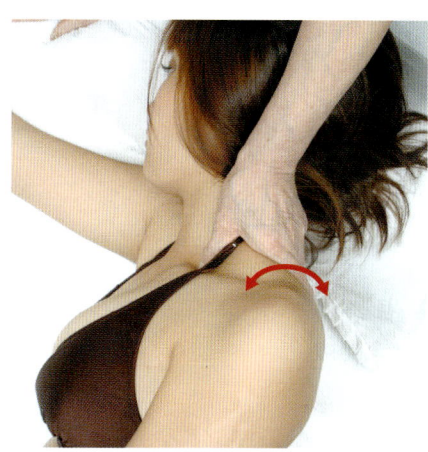

4. 乳様突起を起点に頚部第1線・胸鎖乳突筋前縁にそって頚肩境界部まで軽く母指圧迫

> **ポイント**
>
> 首の背面から手掌をあて把握するように巻き込むようにする。
>
> 注意！
> ①首周囲を強く押してはいけない。
> ②ひねってもいけない。

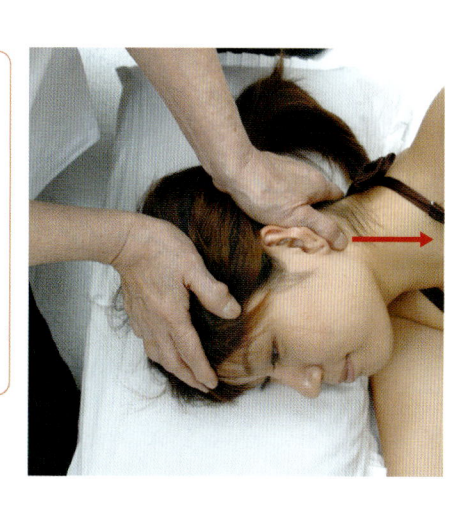

1 側臥位による按摩法

頚部→頭部→腰部

伏見式経絡按摩

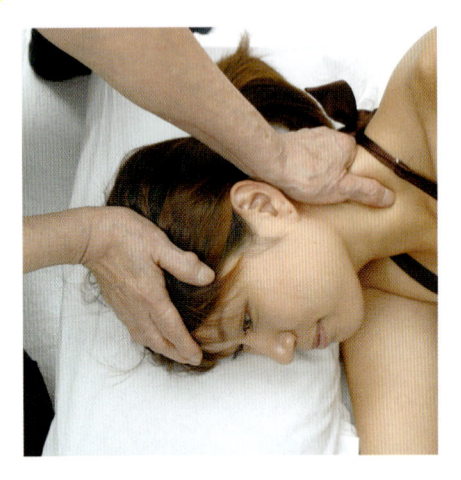

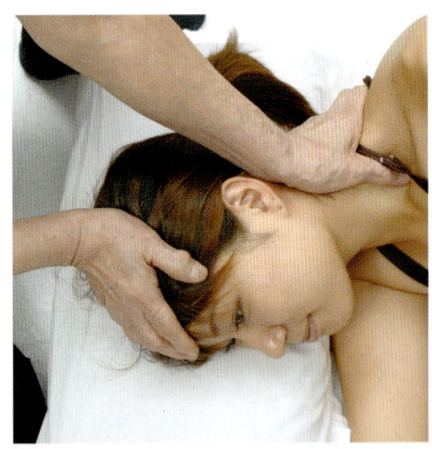

5. 同じく頚部第 2 線・胸鎖乳突筋後縁に沿って頚肩境界部（肩井）まで母指圧迫

ポイント
①前縁は"軽く"圧迫する。
②後縁は"しっかり"圧迫する。

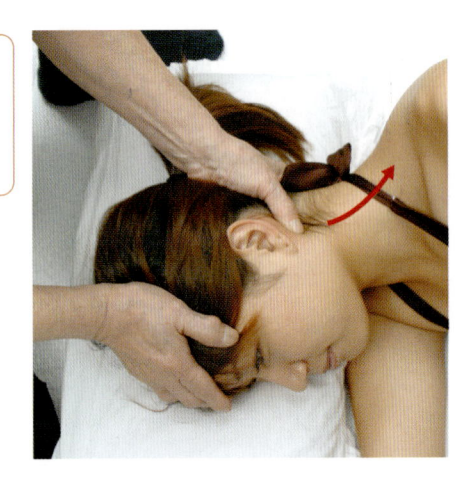

1 側臥位による按摩法

頚部→頭部→腰部

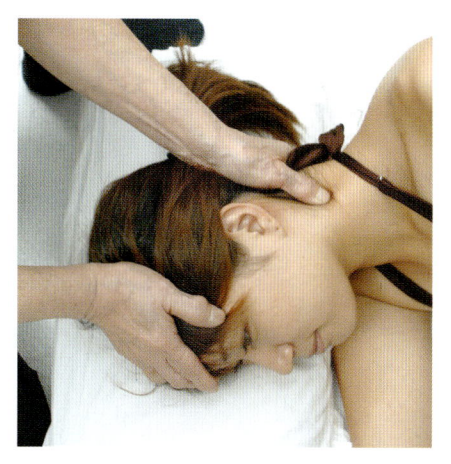

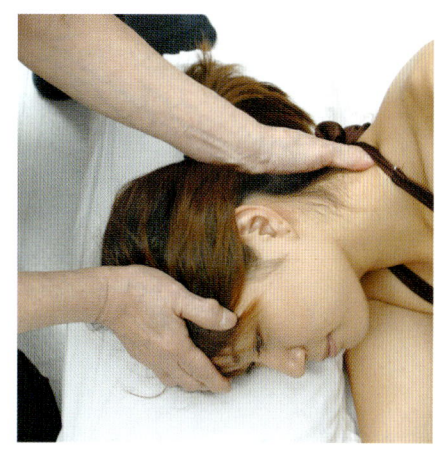

6. 頚部第3線（第2頚椎〜第7頚椎）を板状筋に沿って首の付け根あたりまで母指圧迫

ポイント
首の付け根周辺では、脊際に響かすようなイメージで圧迫する。

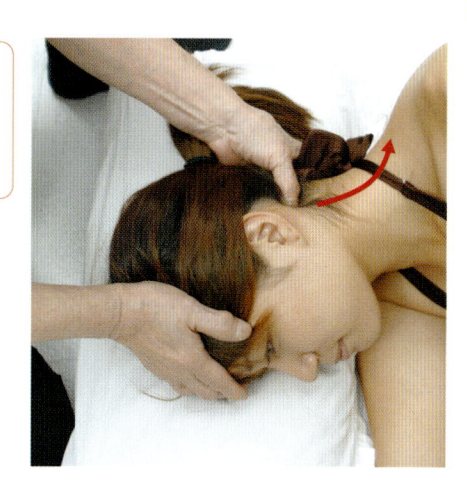

43

伏見式経絡按摩

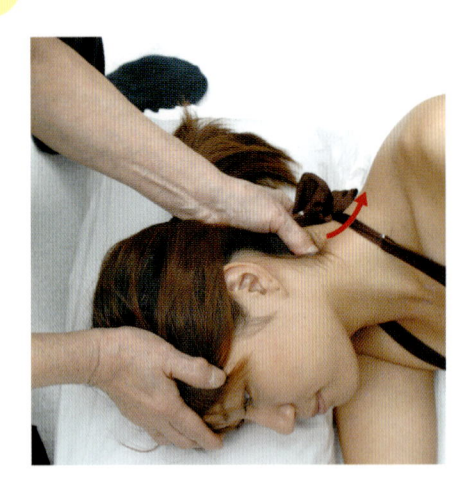

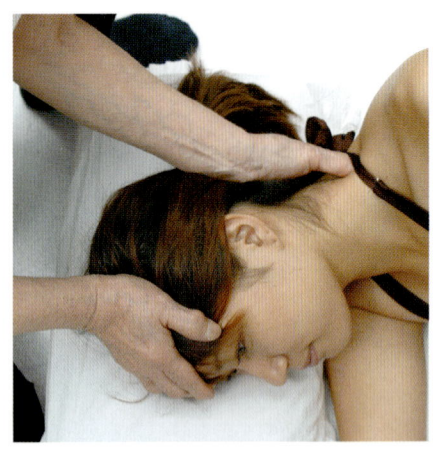

7. 首回り周辺・頸肩境界部を整えるように軽く母指圧迫

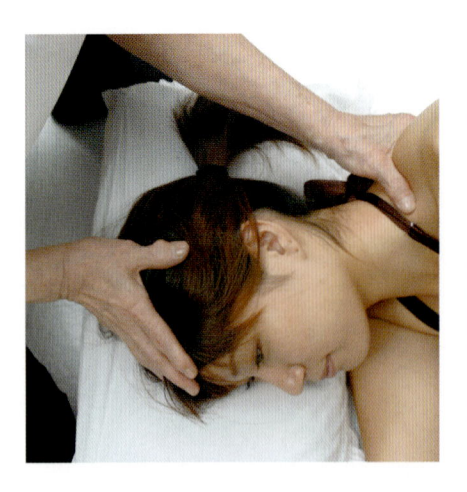

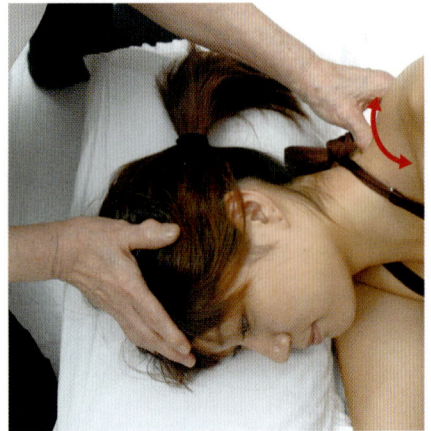

1 側臥位による按摩法

8. 完骨（胆経）風池（胆経）天柱（膀胱経）瘂門（督脈）を母指圧迫

圧迫方向は額に向けるようにし、深筋を緩める。

ポイント

施術者は被術者の背部に位置し、完骨はやさしく圧迫する。

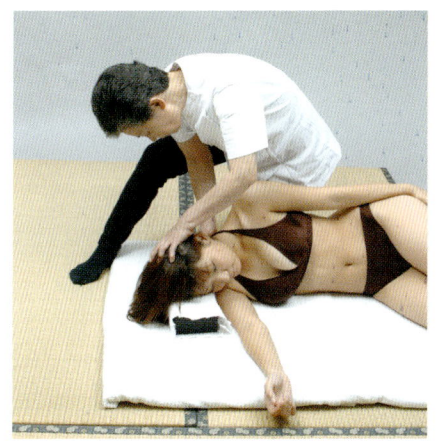

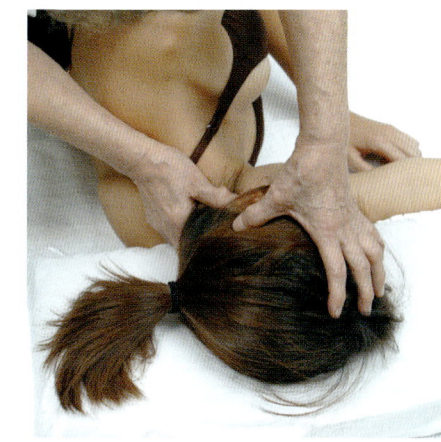

頚部→頭部→腰部

9. 玉枕（膀胱経）の高さ、分界項線を軽く母指揉捏

浅筋を緩める効果あり。

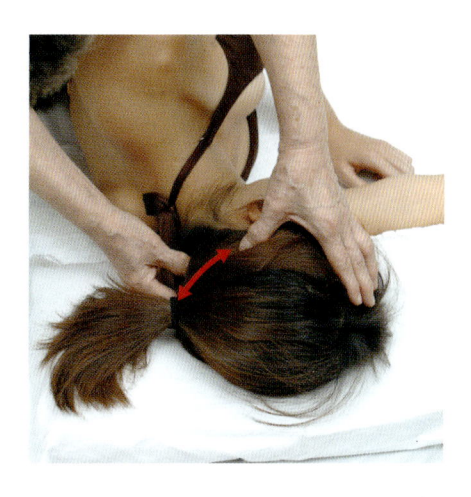

伏見式経絡按摩

10. 被術者の後頭部に位置し、正中線（督脈）を百会から瘂門にかけて上から下へ母指揉捏

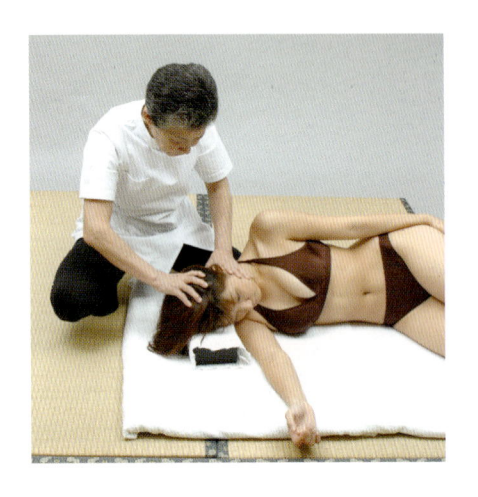

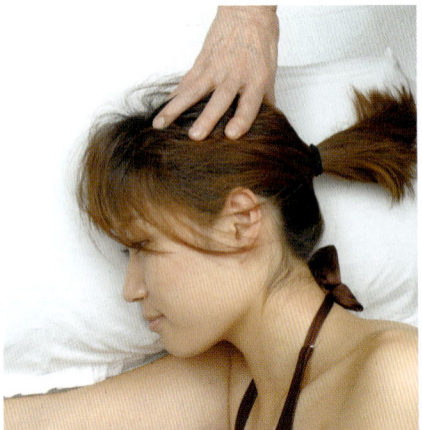

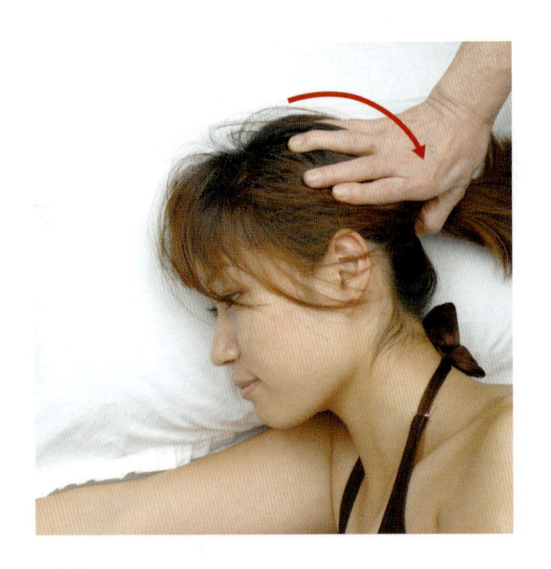

11. 胆経（風池のライン）を
前から後ろへ母指揉捏

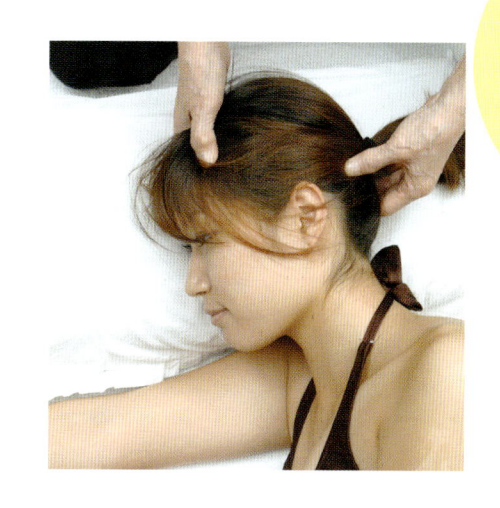

12. 側頭部の胆経を示指・中指・薬指の三本で指頭揉捏

ポイント

片方の手も添えて前から後ろへ揉捏する。

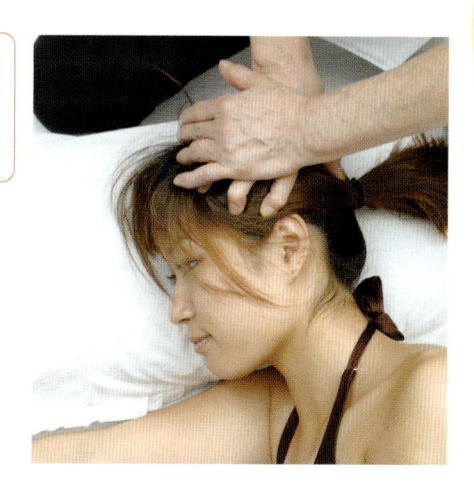

1 側臥位による按摩法

頚部→頭部→腰部

伏見式経絡按摩

13. 側頭部の後ろから前に向かい横手

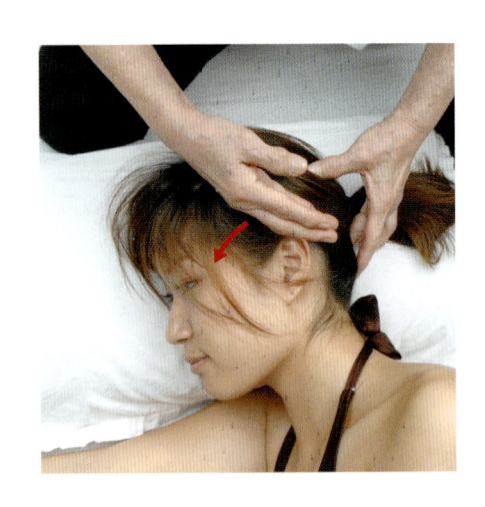

14. 下顎を示指と中指で挟むようにして、顎の中心より耳の下まで圧迫

下顎は正中から耳後へ圧迫

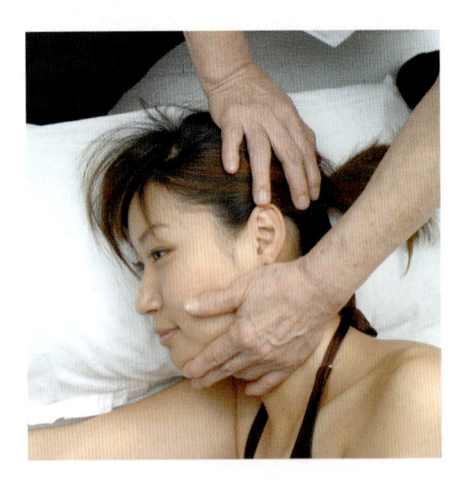

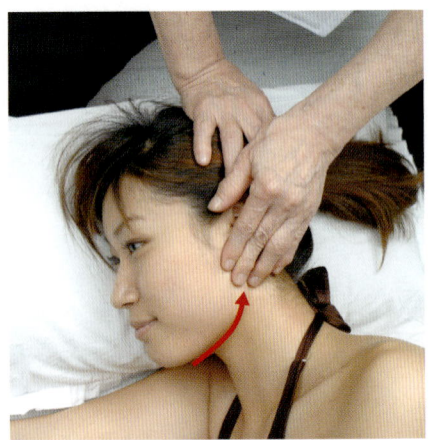

15. 頬骨下縁部を鼻傍から耳前まで、示指または中指の指頭で圧迫

ポイント

頬骨下縁は下から上へ持上げるように圧迫する。

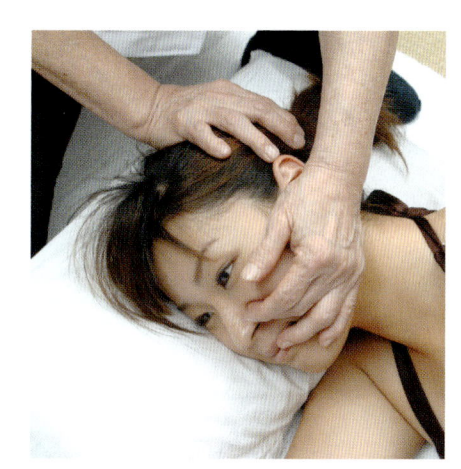

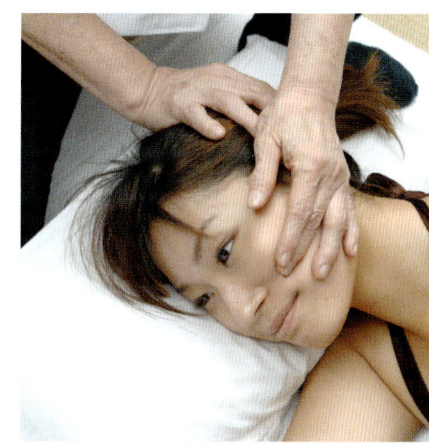

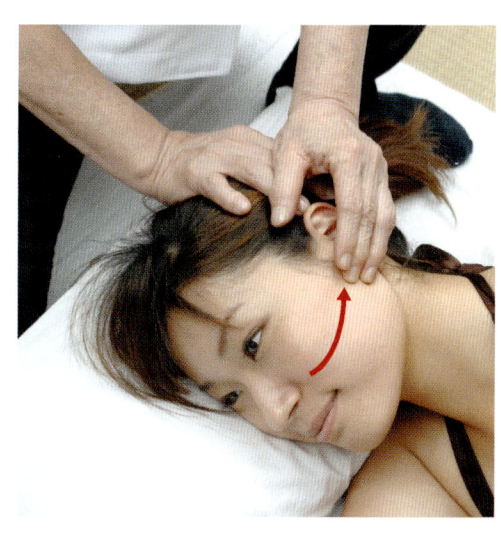

側臥位による按摩法

頚部→頭部→腰部

伏見式経絡按摩

16. 頬骨上縁部を鼻傍から耳前まで、示指または中指の指頭で軽く圧迫

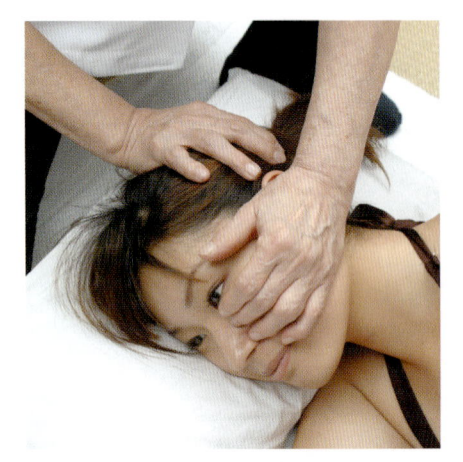

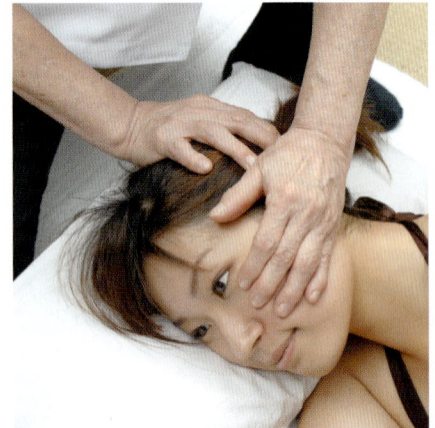

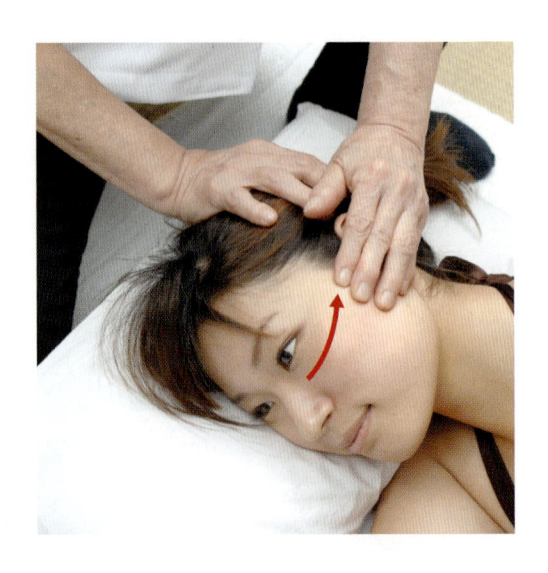

17. 眼窩の上縁を内眼角から側頭まで中指で圧迫

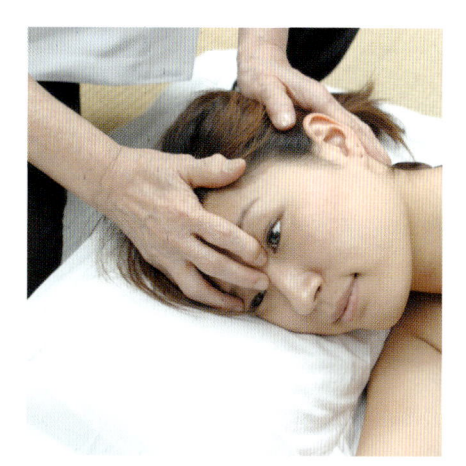

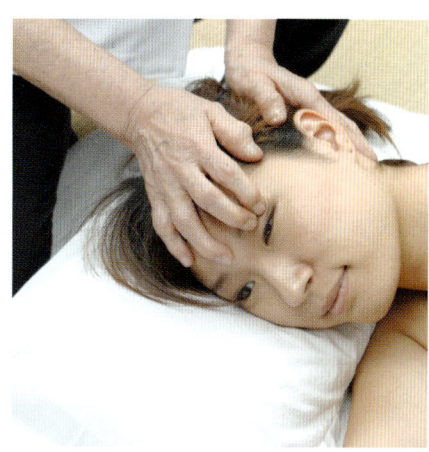

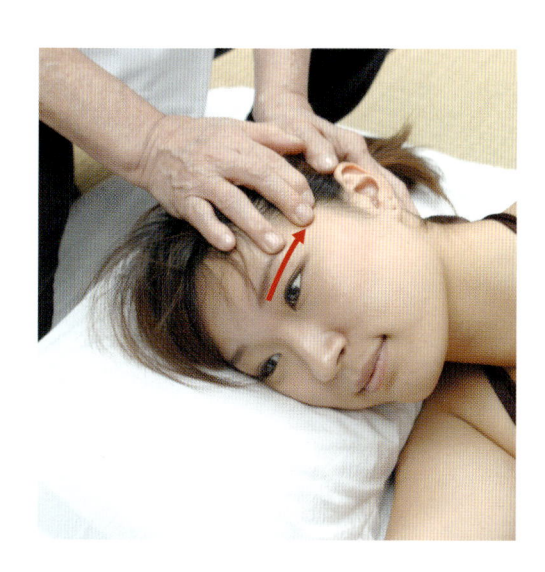

1 側臥位による按摩法

頚部→頭部→腰部

18. 前髪際から側髪際（神庭から耳上）まで示指・中指・薬指の三本指で指頭揉捏

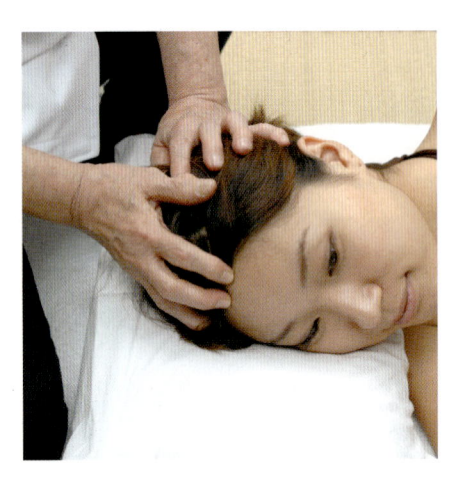

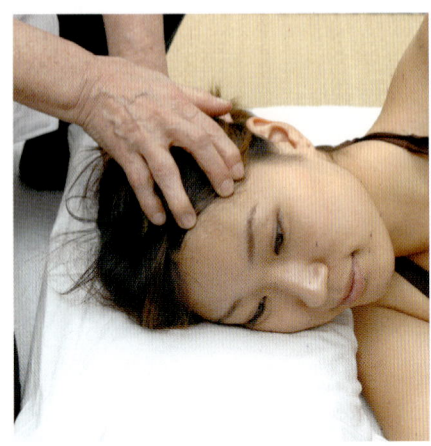

19. 側頭部（胆経）を震顫させながら指頭揉捏後、横手をおこなう

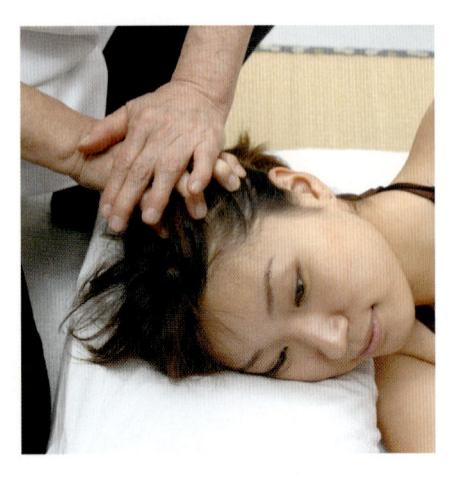

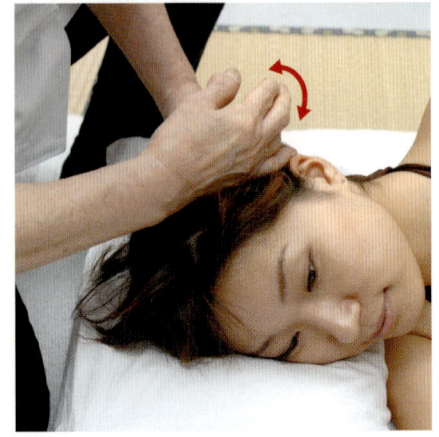

20. 正中線（督脈）を前頭部から百会を通り瘂門まで母指揉捏

> **ポイント**
> 百会では、少し震顫を入れながらしっかりと圧迫する。

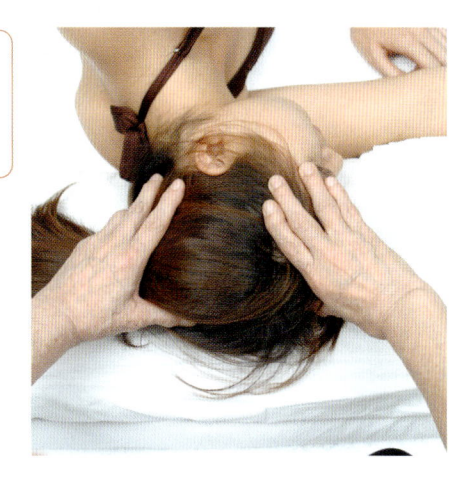

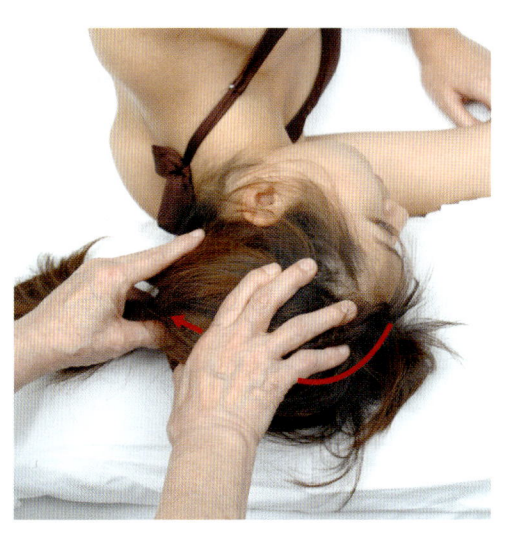

1 側臥位による按摩法

頚部→頭部→腰部

伏見式経絡按摩

21. 確認の為にもう一度、胸鎖乳突筋と板状筋及び首の周辺を手掌揉捏

ポイント

指の腹及び手掌全体を使って確認する。

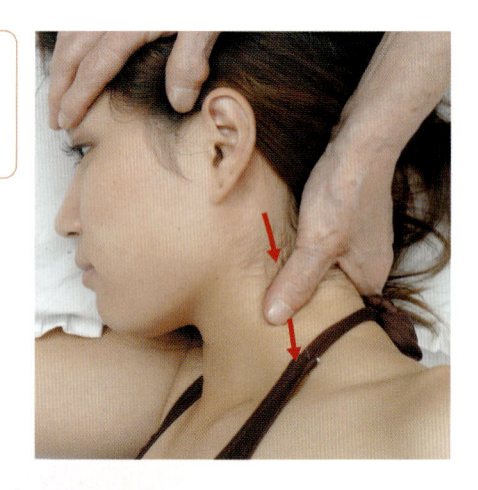

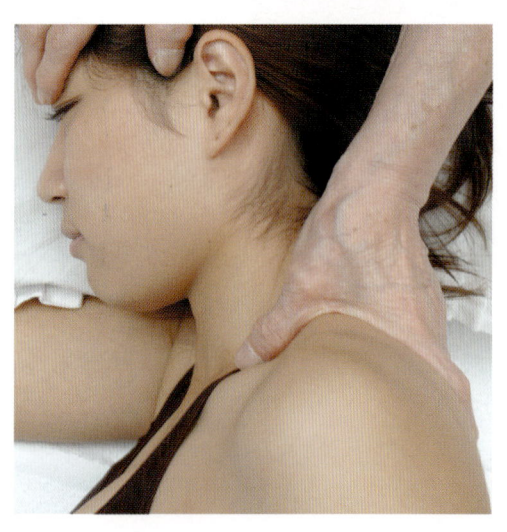

22. 施術者は被術者の背後に位置し、背部第1線・脊際を尾骨際まで母指揉捏

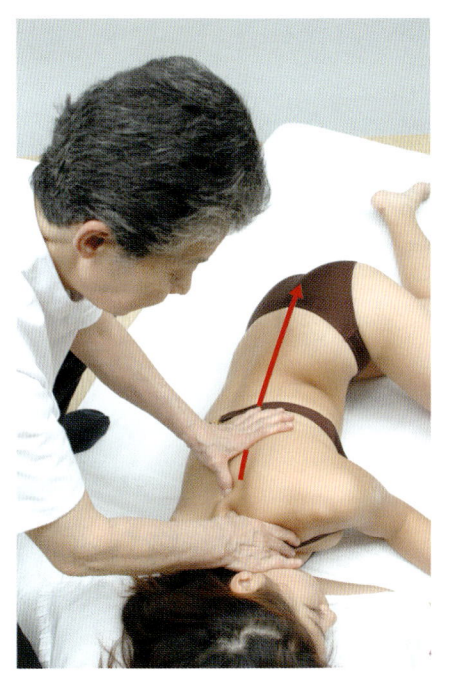

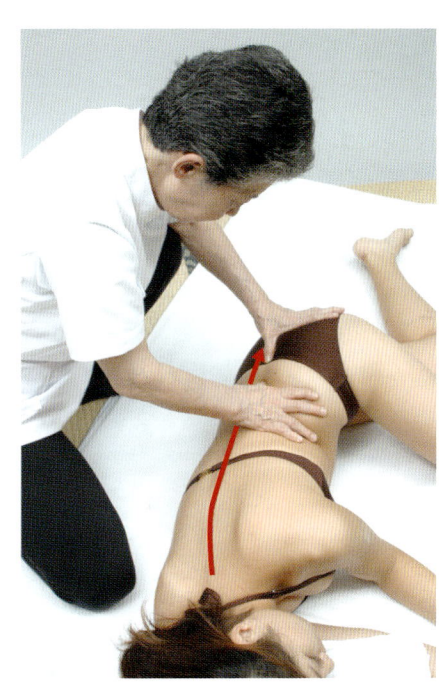

側臥位による按摩法

頚部→頭部→腰部

伏見式経絡按摩

23. 背部第2線(膀胱経第1線)を腰部から八髎穴まで母指揉捏 (八髎穴は圧迫して響かす。)

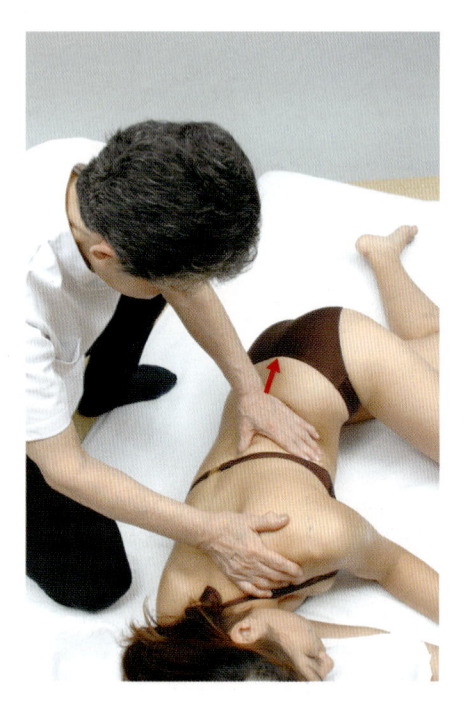

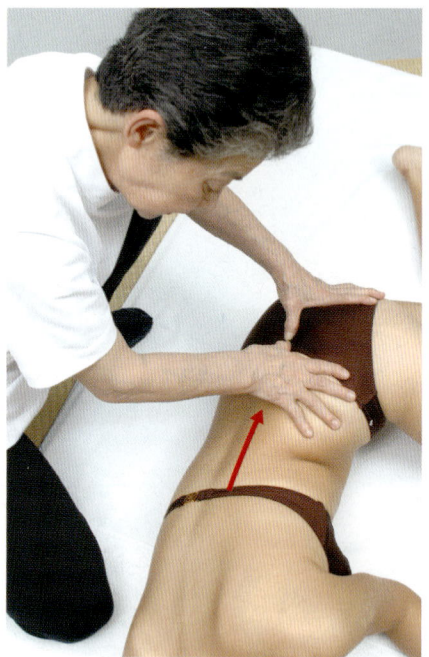

24. 背部第3線（膀胱経第2線）を腰部から骨盤の大殿筋起始部まで母指揉捏

ポイント

大殿筋の付け根は圧迫するように行う。

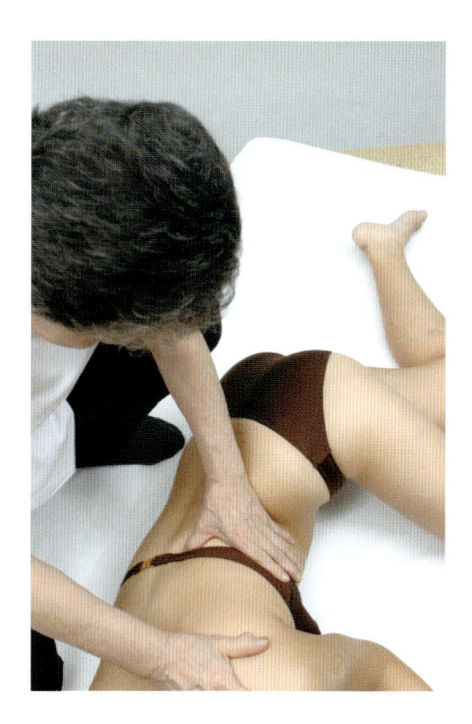

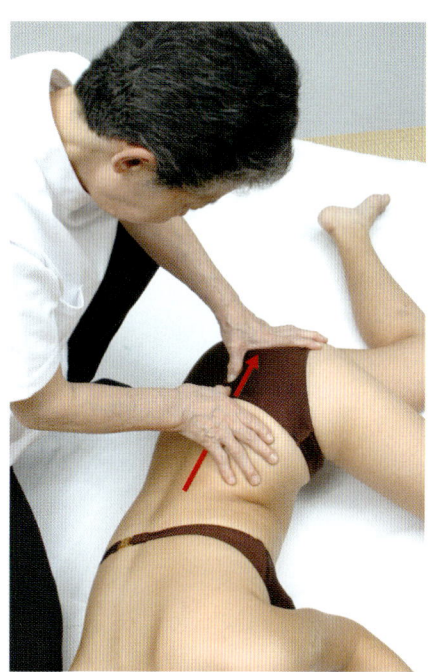

1 側臥位による按摩法

頚部→頭部→腰部

伏見式経絡按摩

25. 背部第1線・脊際を腰部まで母指圧迫

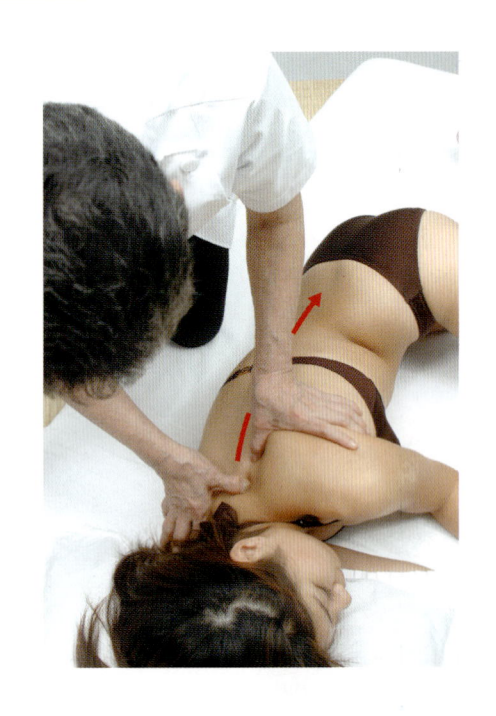

26. 背部第2線（膀胱経第1線）を腰部まで母指圧迫

※P13図参照

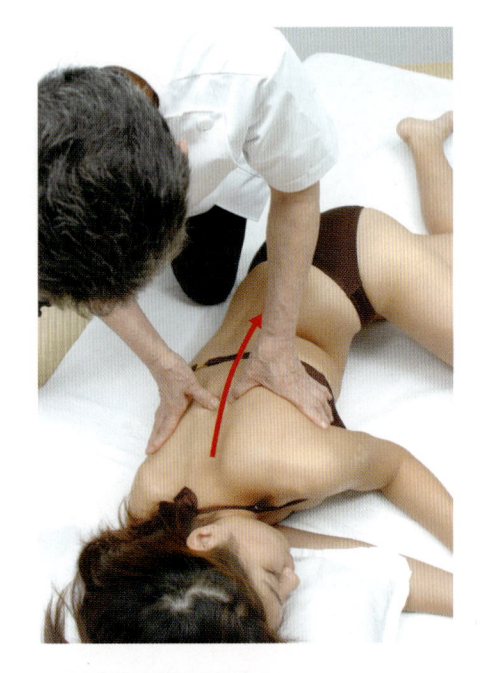

27. 肩甲骨内縁を母指圧迫

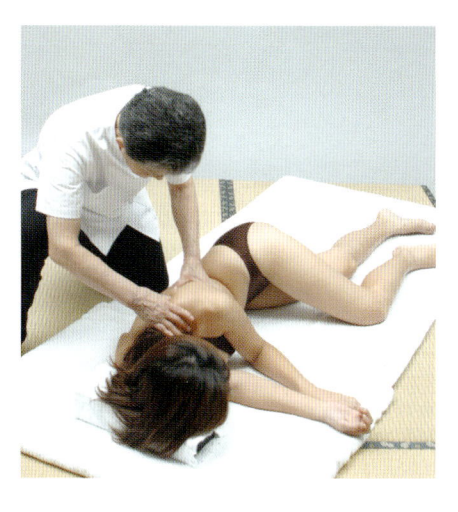

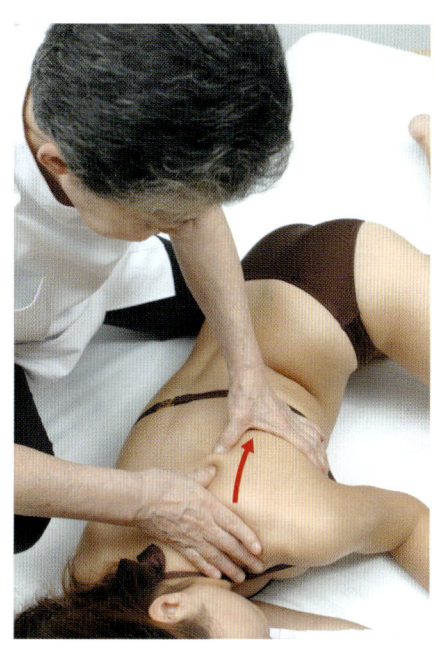

28. 背部第3線（膀胱経第2線）を母指圧迫

筋間に深く斜圧し、副交感神経に響かせる。　※P13図参照

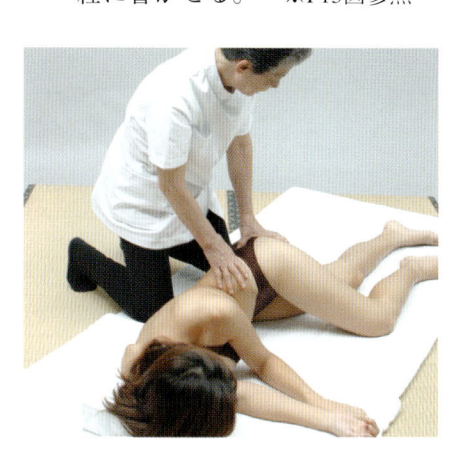

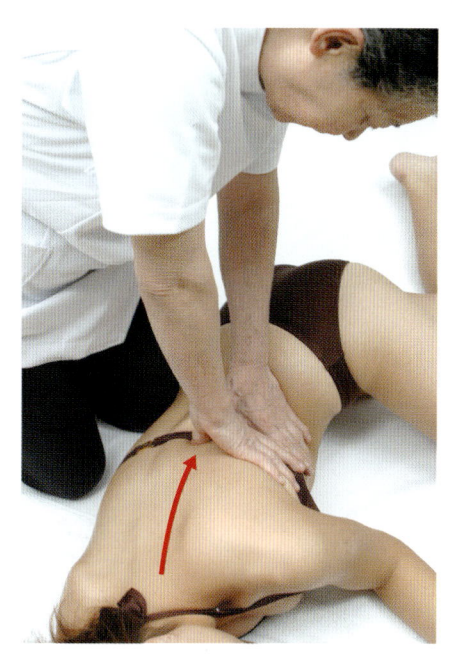

1 側臥位による按摩法

頚部→頭部→腰部

59

3 下　肢

1. 被術者は両足を揃え側臥位

2. 施術者は被術者の背後に位置する

3. 別説環跳（胆経）を肘で圧迫する

　　本来肘は使用しない方が良いが、この部分は母指圧迫では弱いので例外的に使用する。

> **ポイント**
> ①肘は立てずに横に使う。
> ②下肢の胆経方向へ響かす気持ちで圧迫する。

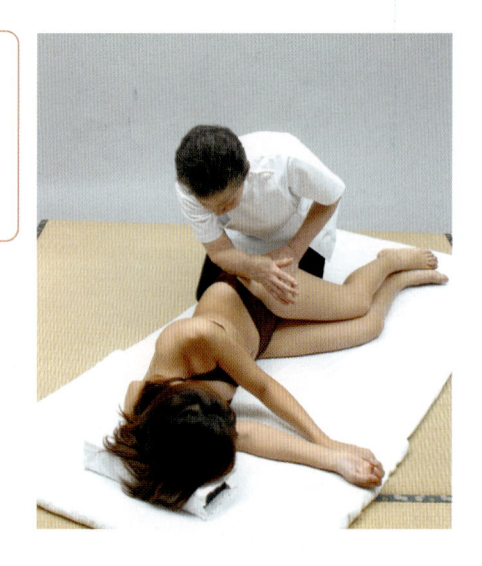

1 側臥位による按摩法

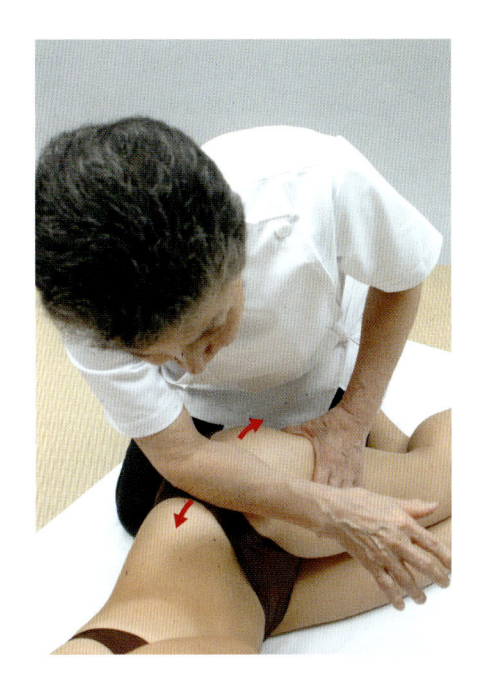

下肢

4. 下肢第1線（胆経）の母指揉捏（丘墟の母指圧迫）

施術の際、大腿部においては腰部を押さえ下腿部においては足部を押さえて、被術者の身体を安定させる。

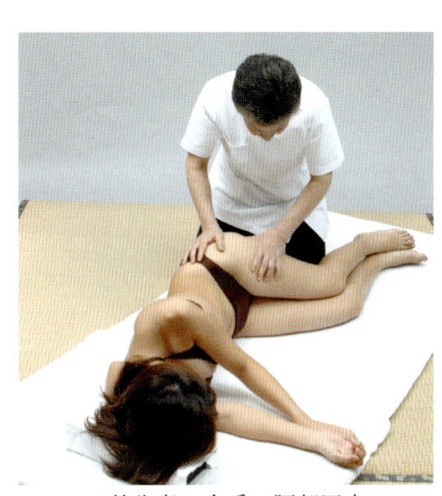

※施術者の右手で腰部固定

伏見式経絡按摩

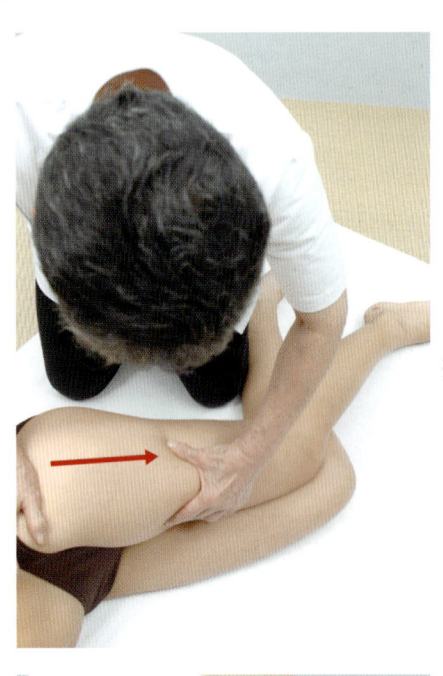

※胆経はズボン縫い目などを目安にする

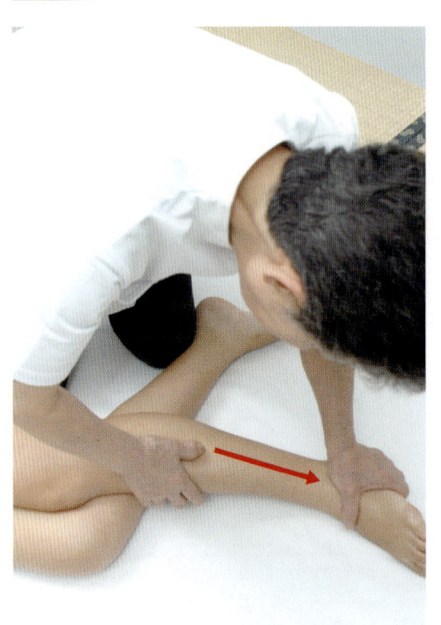

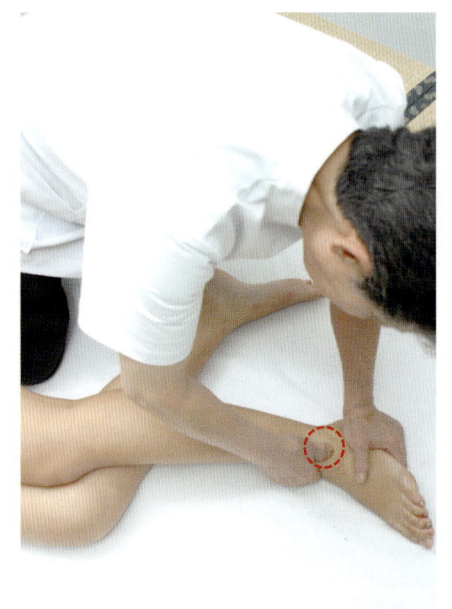

※施術者の左手で足部固定

1 側臥位による按摩法

5. 被術者の上になっている足を前方に屈曲移動し、大腿部の膀胱経が最も緩む姿勢をとる

> **ポイント**
>
> 大腿部の膀胱経は深いので、筋を傷めずに深く揉捏を入れること。
> 筋肉を緊張させたまま手を入れると良い筋肉が傷ついてしまうので注意する。

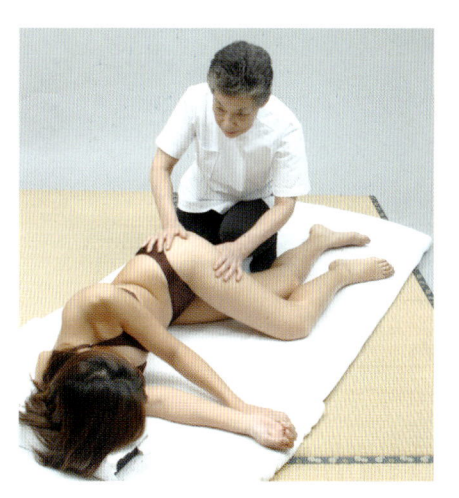

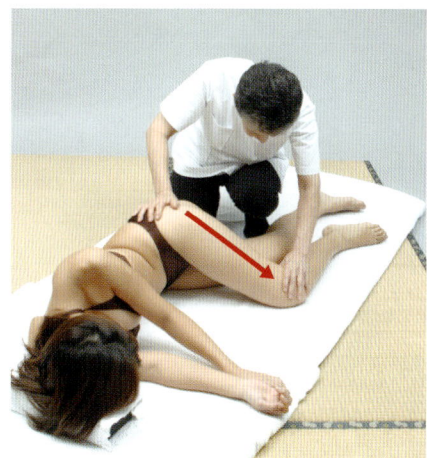

下肢

6. 下肢の第2線（膀胱経外側）の母指揉捏（委陽の母指圧迫）

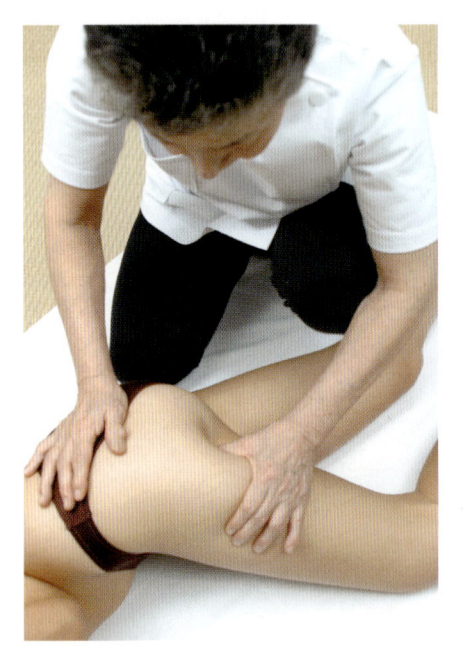

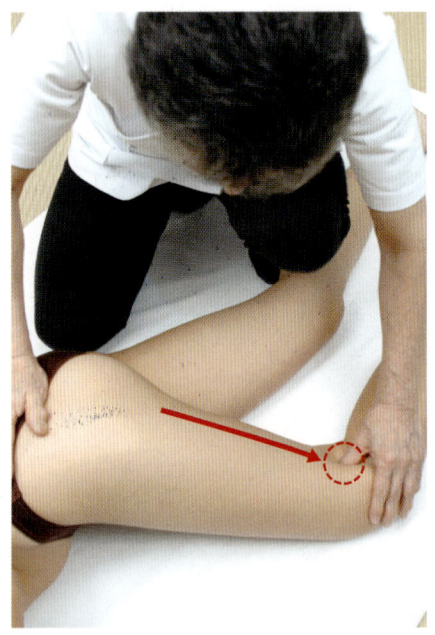

7. 坐骨結節の位置から委中まで下肢の第3線（膀胱経内側）に深く母指揉捏（委中の母指圧迫）

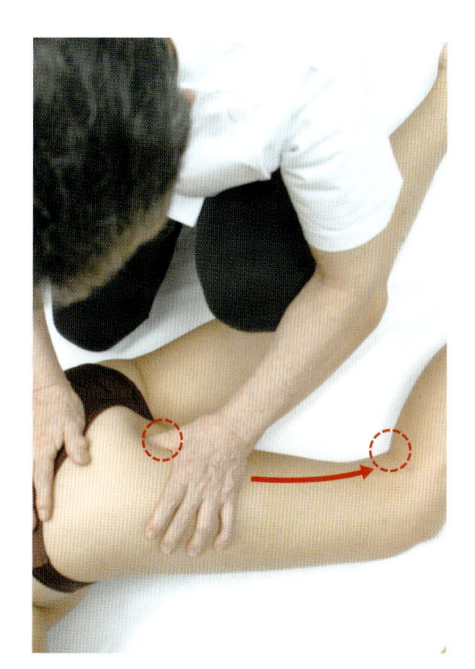

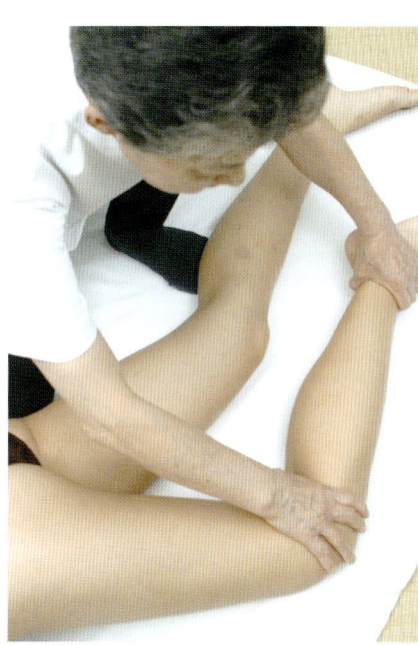

側臥位による按摩法

下肢

65

伏見式経絡按摩

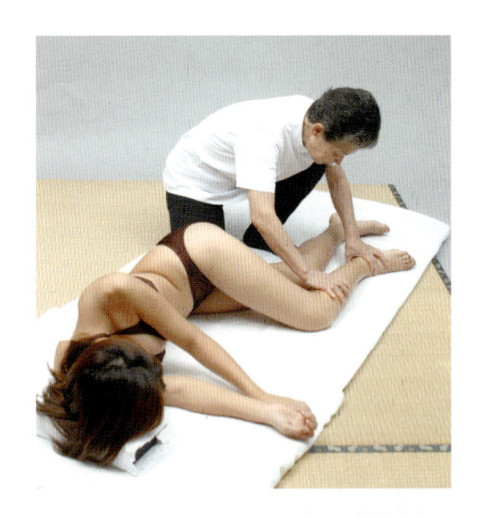

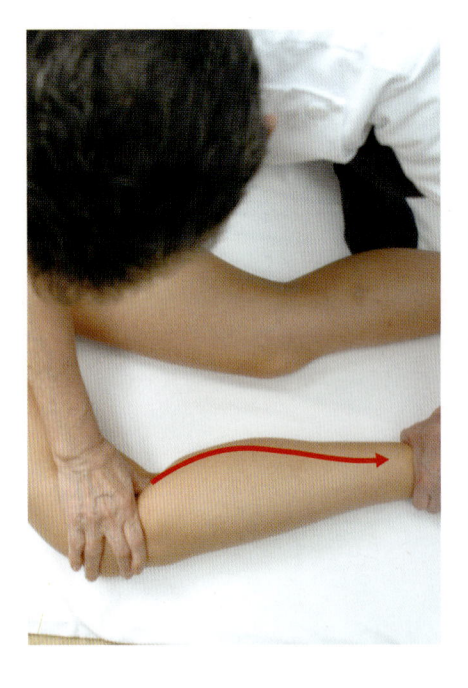

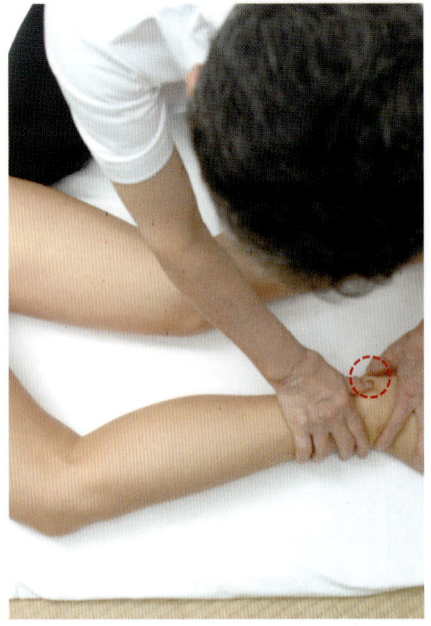

8. 下腿部（膀胱経）委中から崑崙まで母指揉捏（崑崙の母指圧迫）

9. 承扶・殷門・委中・承山（膀胱経）の母指圧迫

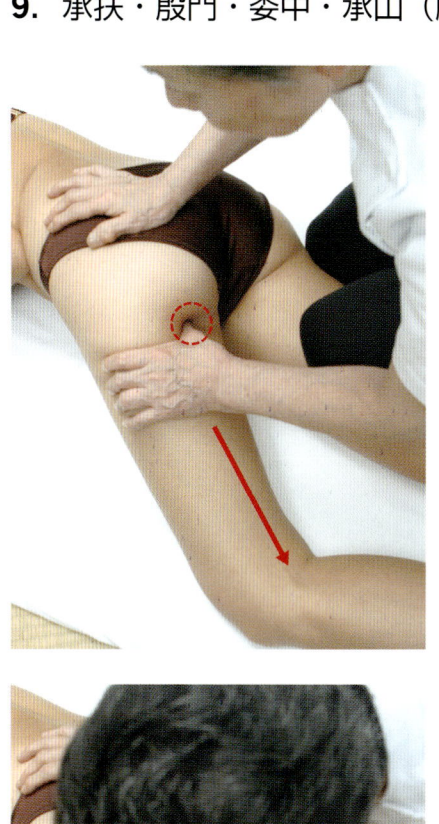

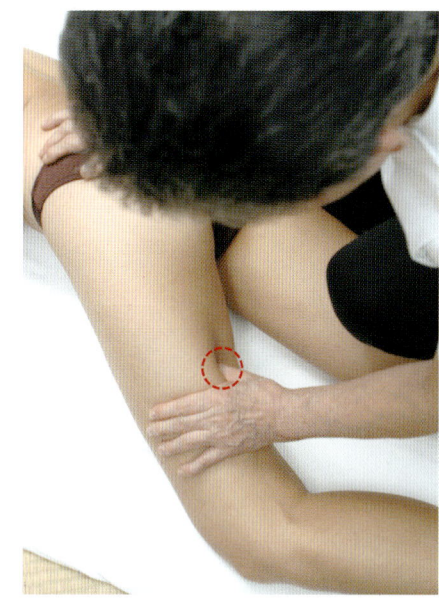

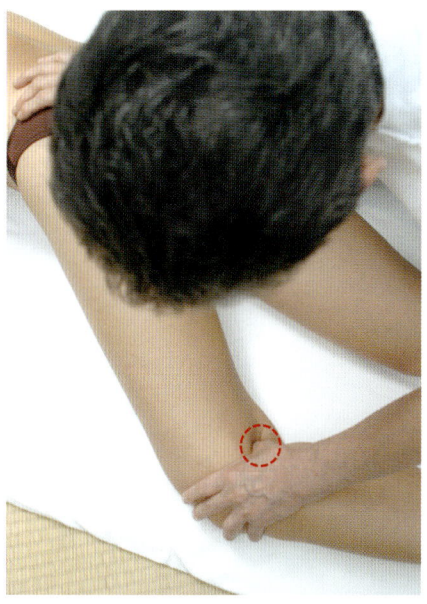

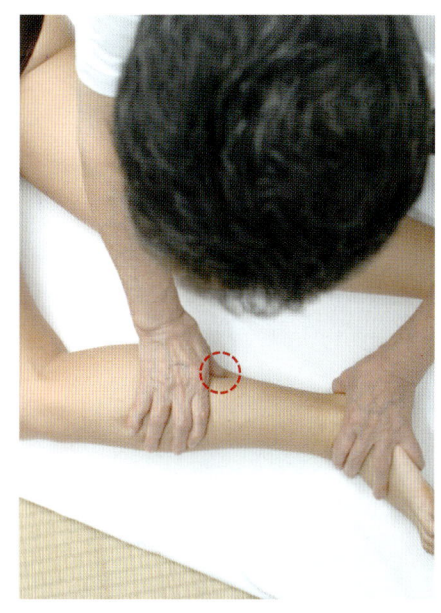

伏見式経絡按摩

10. 承山母指圧迫後、アキレス腱を母指圧迫

ポイント

アキレス腱は軽くしごく感じで圧迫する。

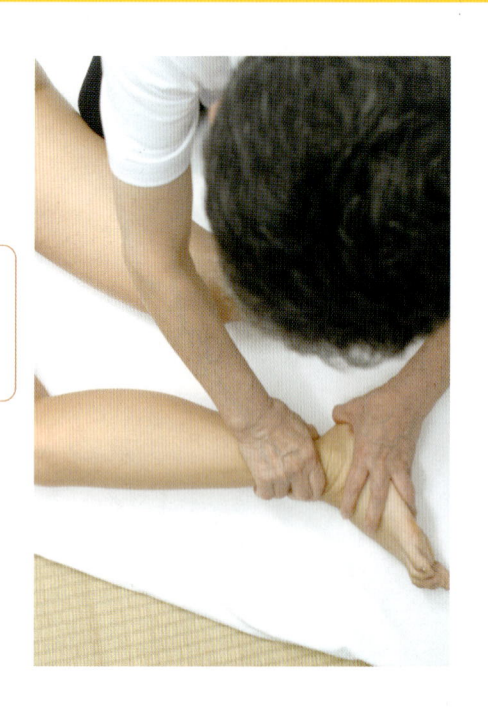

11. 被術者の下になっている方の足の大腿内側を手根揉捏によってならす

ポイント

被術者の上に重なっている足はさらに深く屈曲させ、下になっている足も同様に深く屈曲し開く。

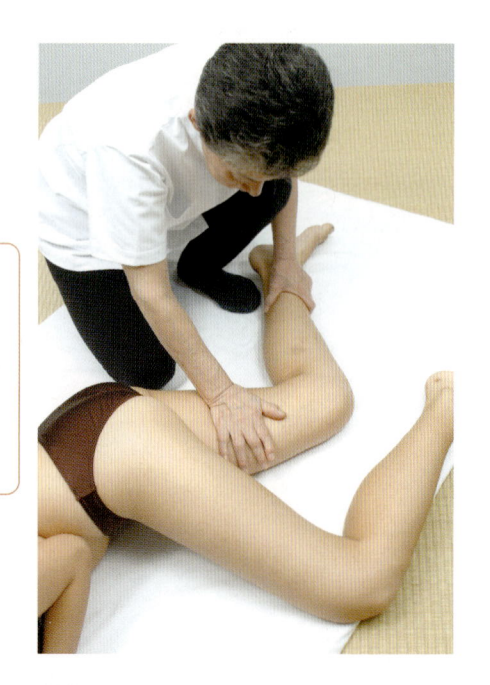

12. 大腿の第 5 線（脾経）の母指揉捏

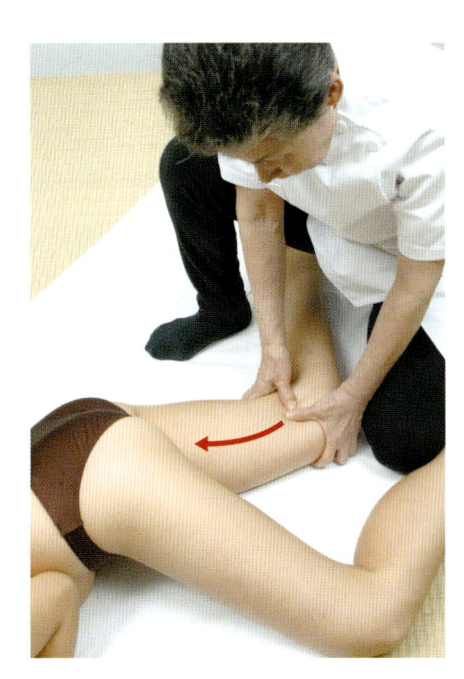

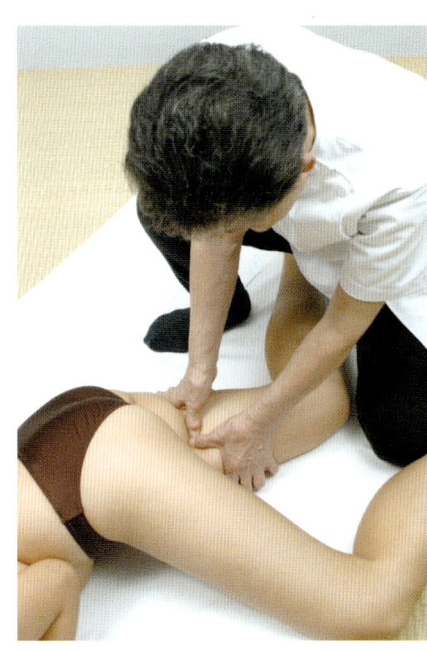

側臥位による按摩法

下肢

69

13. 大腿の第6線（肝経）の母指揉捏

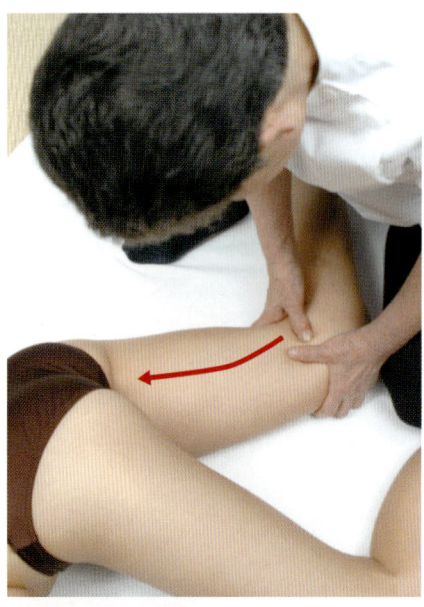

ポイント

大腿内側の腸腰筋停止部（小転子）付近まで母指圧迫する。

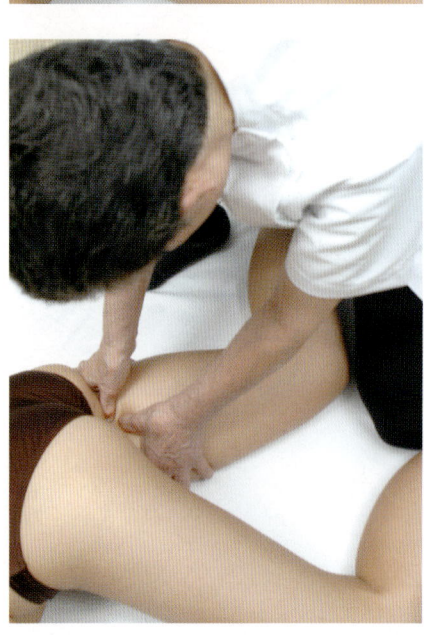

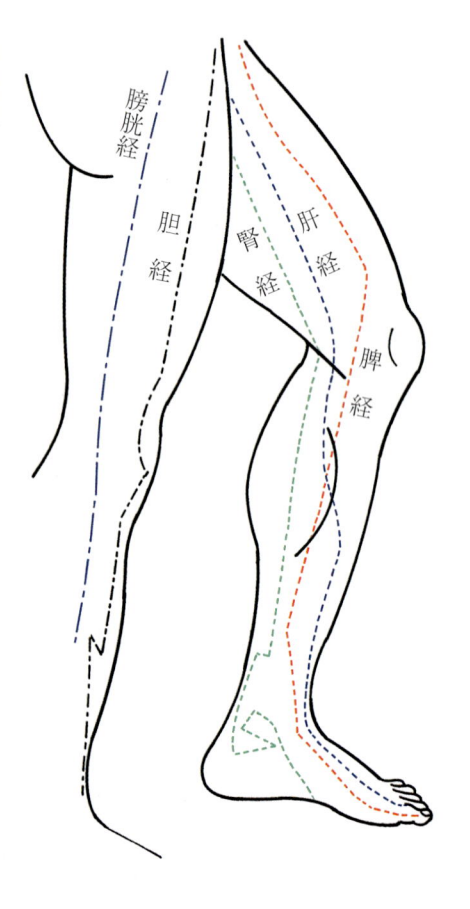

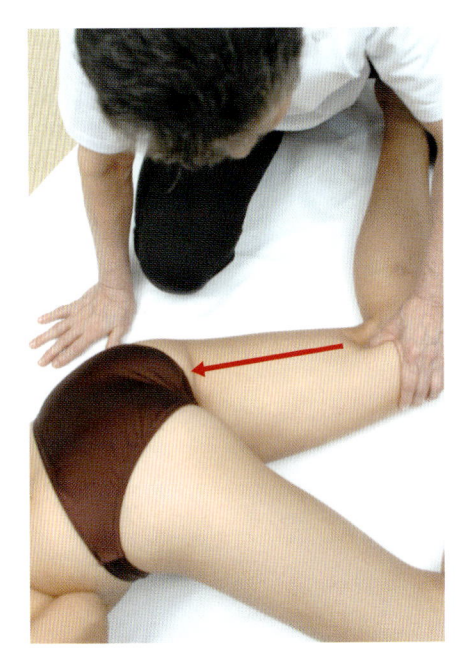

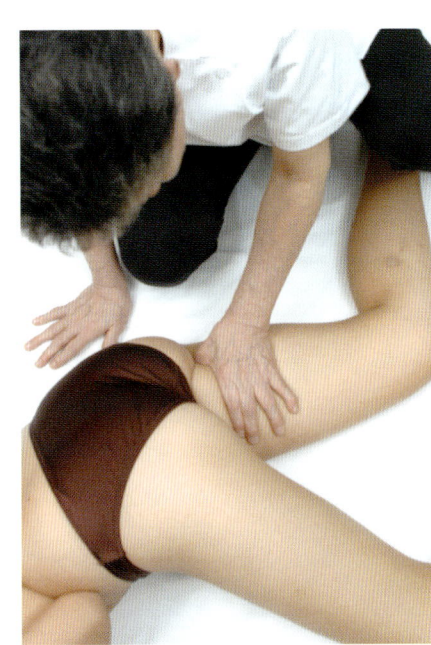

14. 大腿の第7線（腎経）を母指揉捏

15. 下腿の脾経を母指揉捏

> **ポイント**
>
> 片手を下腿前側の下に入れ把握するように持ち、脾経を浮き上がらせ揉捏する。その際、陰陵泉を母指圧迫する。

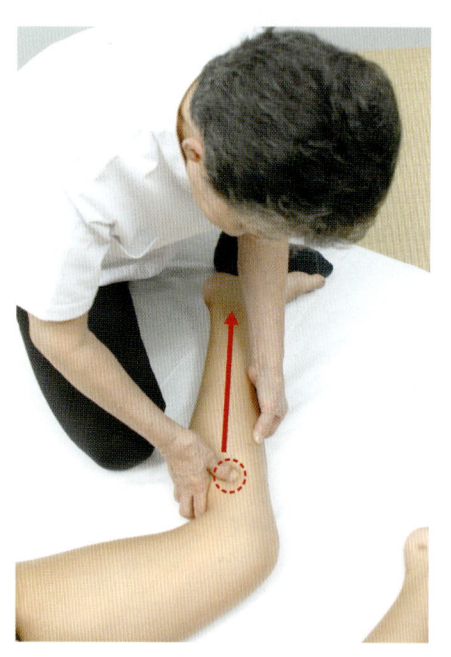

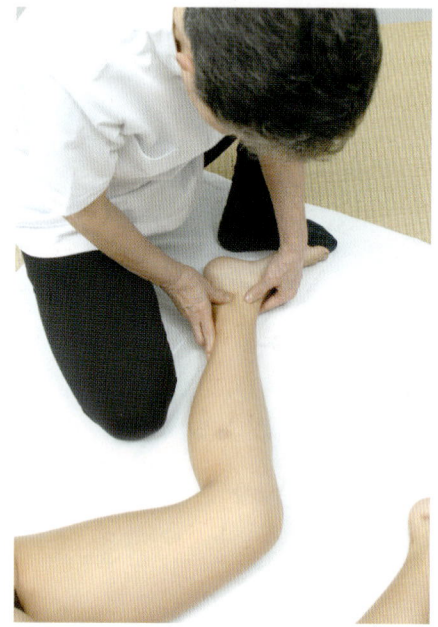

16. 下腿の肝経を母指揉捏

ポイント

中封を示指で圧迫し、肝経を浮き上がらせ母指揉捏。

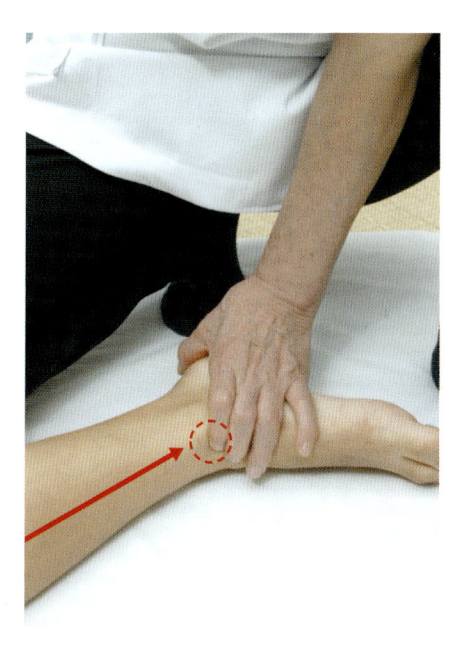

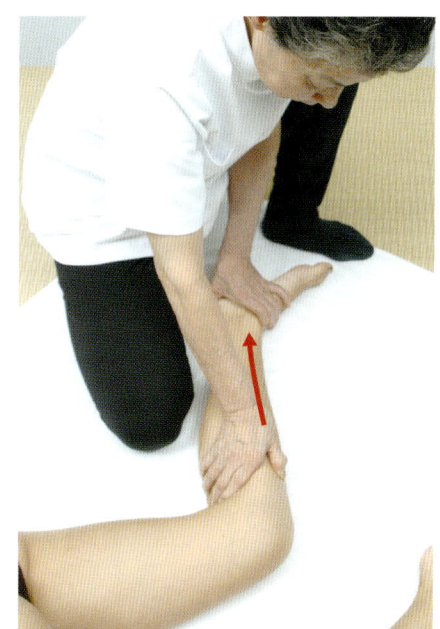

伏見式経絡按摩

17. 下腿腎経の母指揉捏（太渓の母指圧迫）

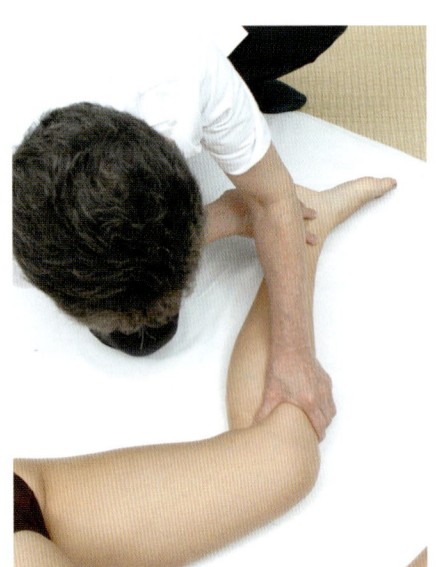

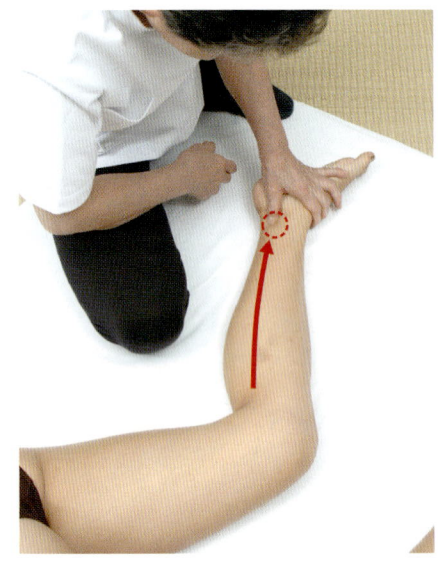

18. 足底部（腎経）の母指揉捏（湧泉・然谷の母指圧迫）

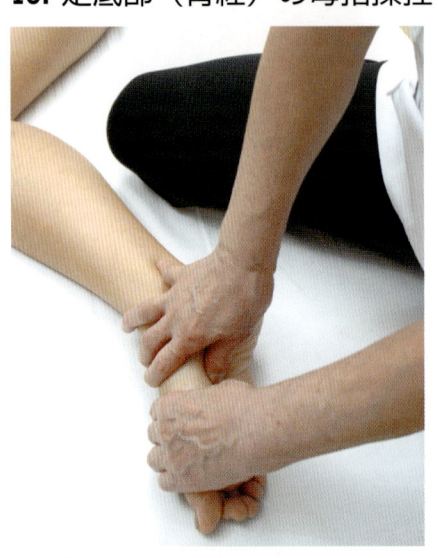

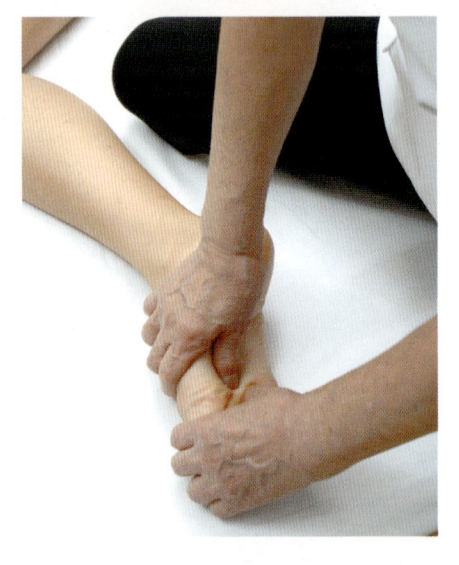

19. 最後に両下肢を揃え手根揉捏・母指揉捏及び圧迫でならす

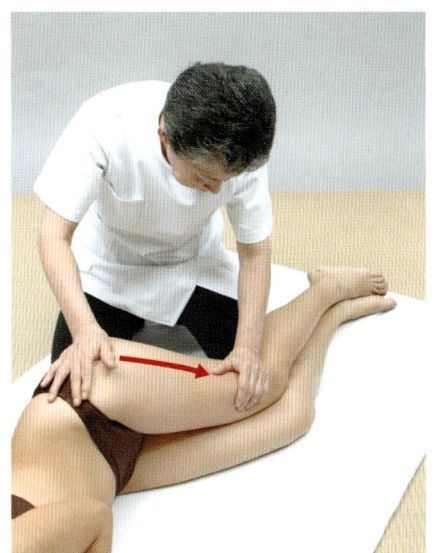

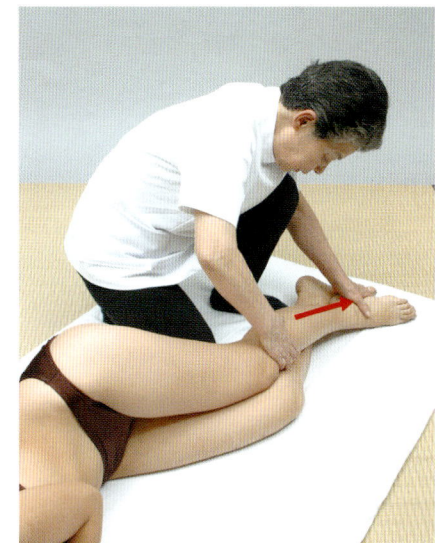

20. 反対側も右上側臥位にて肩部から下肢まで同様に施術を行う

1 側臥位による按摩法

下肢

仰臥位による按摩法

伏見式経絡按摩

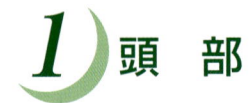

1 頭　部

1. 施術者は被術者の頭部に位置する

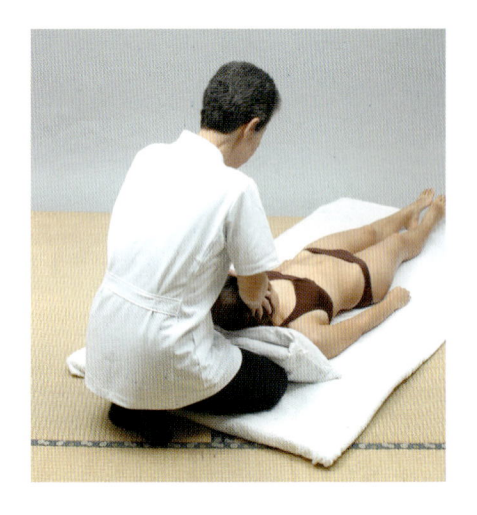

2. 被術者の頭部に枕をし、眉毛の上を正中から耳上に向かい母指圧迫する

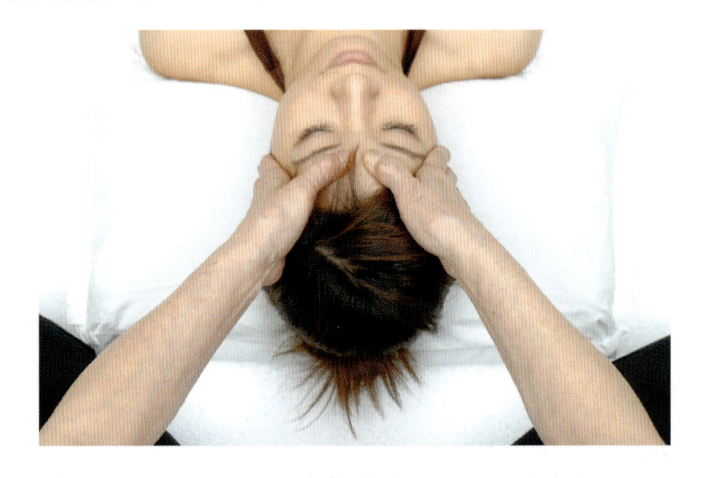

2 仰臥位による按摩法

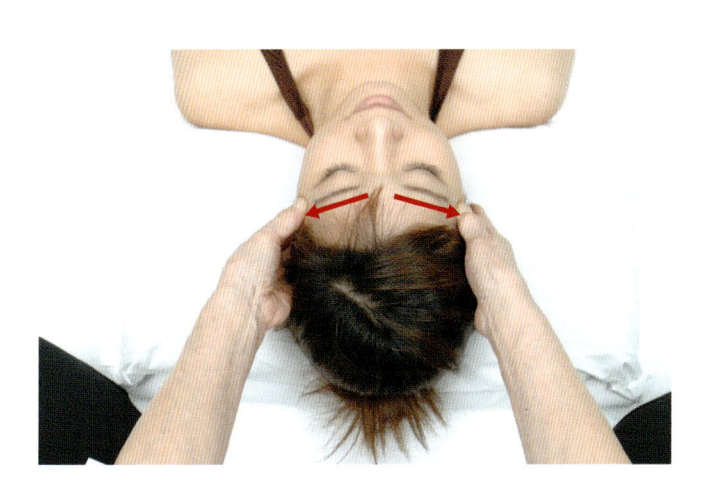

頭部

3. 前髪際の上を正中から頭維に向かい軽く震顫を加えながら母指圧迫

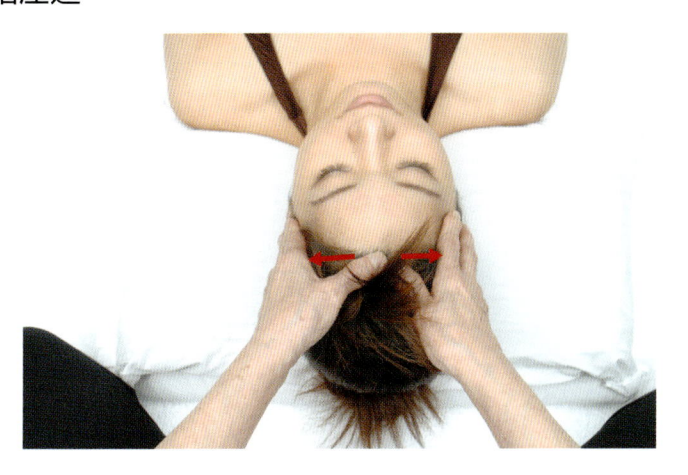

伏見式経絡按摩

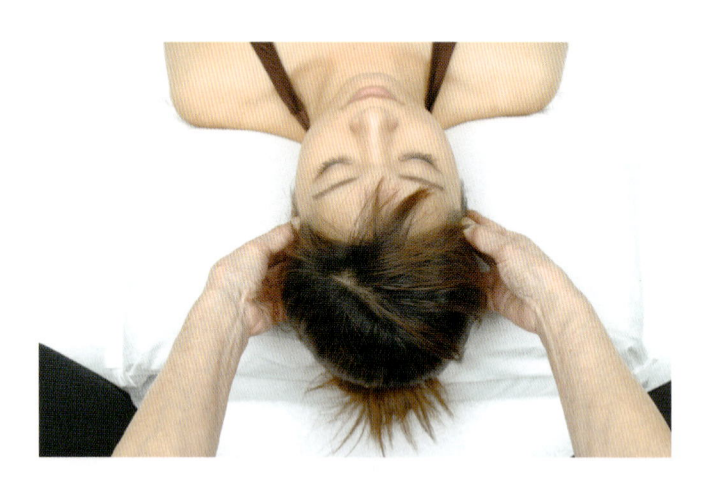

4. 頭部正中線上を前髪際から百会まで母指圧迫

※この際、施術者の膝に直接頭部をのせても良い。前後に両母指をずらしながら上星・顖会・前頂・百会を圧迫。

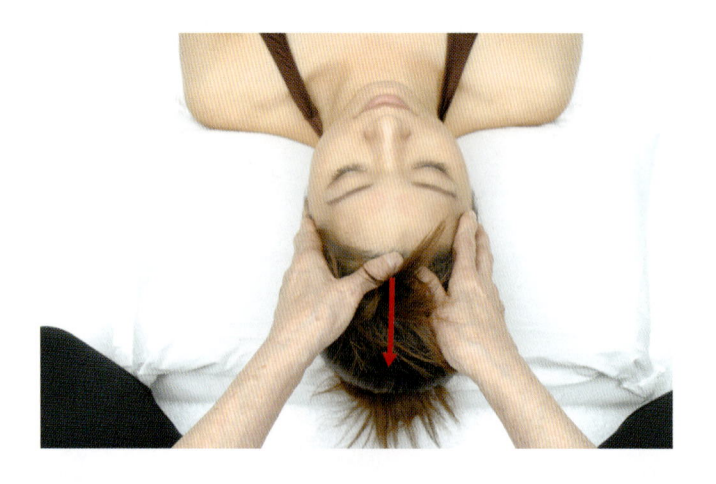

2 仰臥位による按摩法

ポイント

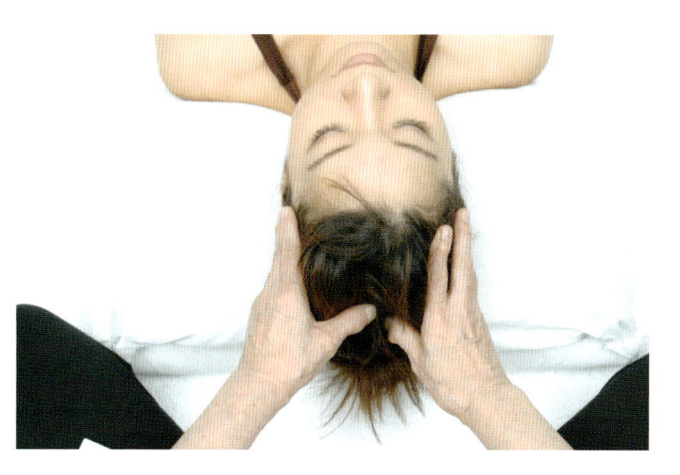

百会はすべての経絡を整える働きがあり、圧迫の際は喉まで届くようなイメージで行う。

頭部

5. 頭部膀胱経を左右同時に母指圧迫

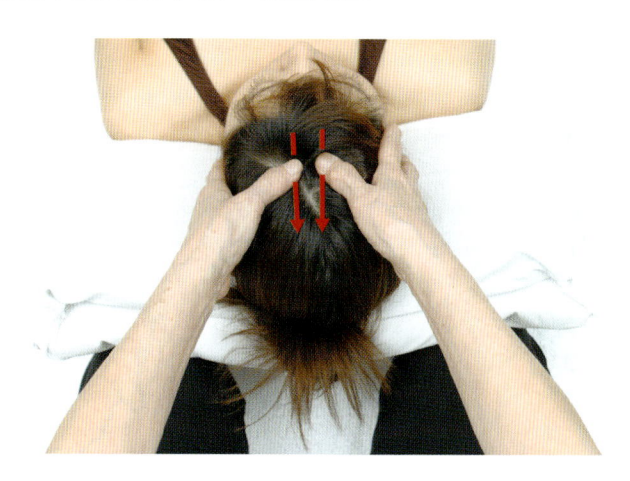

81

6. 側頭部胆経（陽白のライン）の母指圧迫

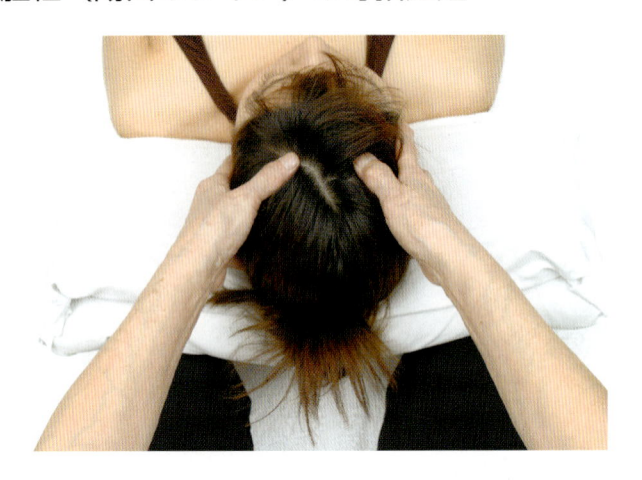

神庭から前髪際にそって耳部まで圧迫。

7. 頭頂部百会から耳上部まで母指圧迫

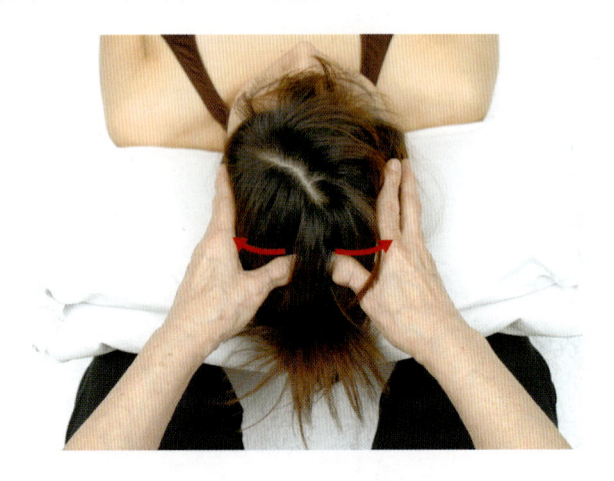

2 仰臥位による按摩法

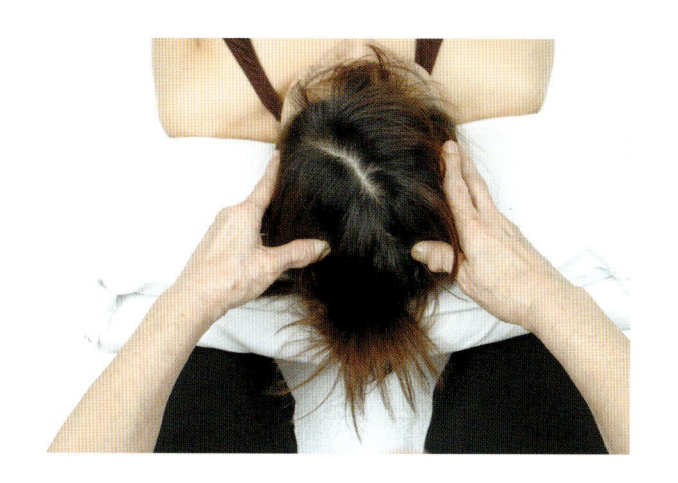

頭部

8. 側頭部胆経の四指揉捏

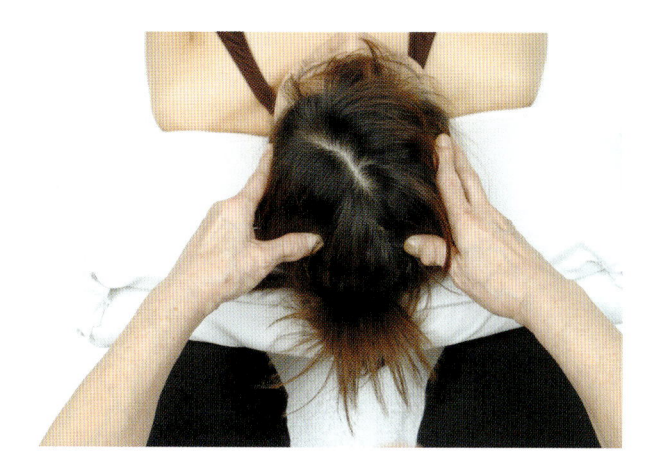

83

② 頚部→肩部→胸部→上肢

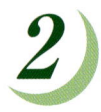

1. 施術者は被術者の頭部に位置する

※被術者頭部の枕は外すこと。

2. 分界項線の四指揉捏

　天柱（膀胱経）・風池（胆経）・完骨（胆経）に凝りがないか確認する。左右に頚を傾け片側ずつ頚部の緩み具合を確認する。

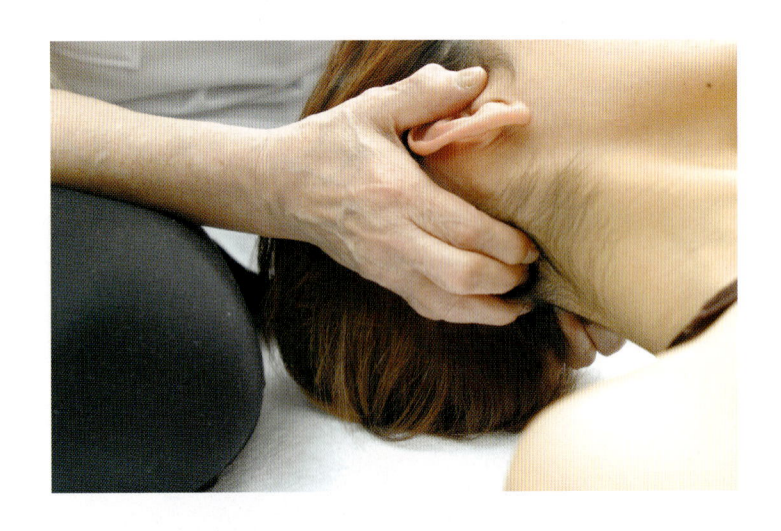

3. 肩部第3線（肩井のライン）の母指圧迫

> **ポイント**
>
> 肩井を外側方向に開くようなイメージで母指圧迫を行う。

4. 鎖骨と第1・2肋骨間を正中から肩峰に向けて母指圧迫

胸骨外縁から烏口突起内縁（雲門）まで左右同時に圧迫。

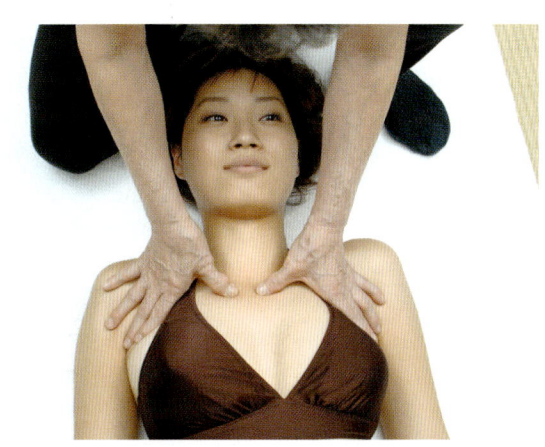

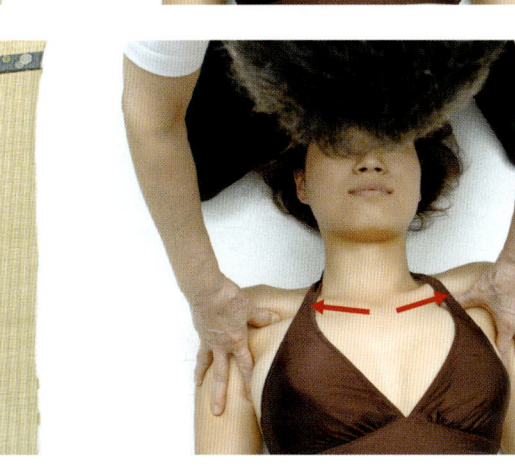

伏見式経絡按摩

5. 第2肋骨と第3肋骨の間を正中から鎖骨外端下際（中府）まで左右同時に母指圧迫

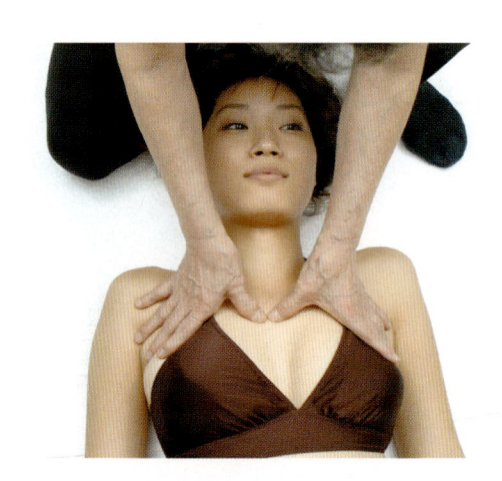

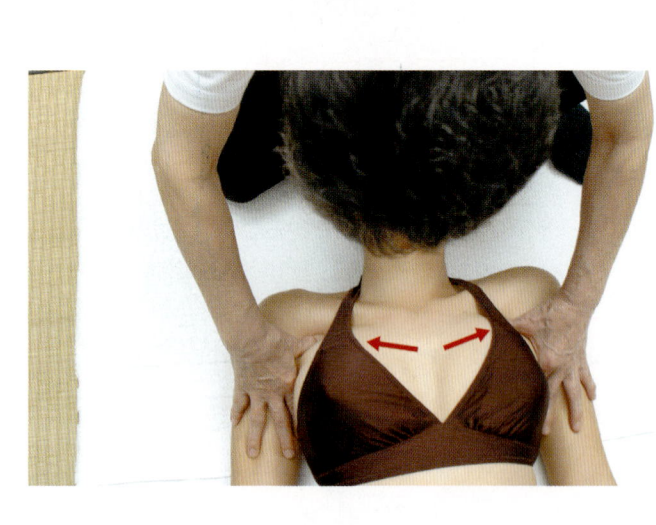

6. 三角筋前縁を包むように手を当て中府と雲門を母指腹で同時圧迫

ポイント

鎖骨下及び肋間の圧迫の際は骨折に注意！

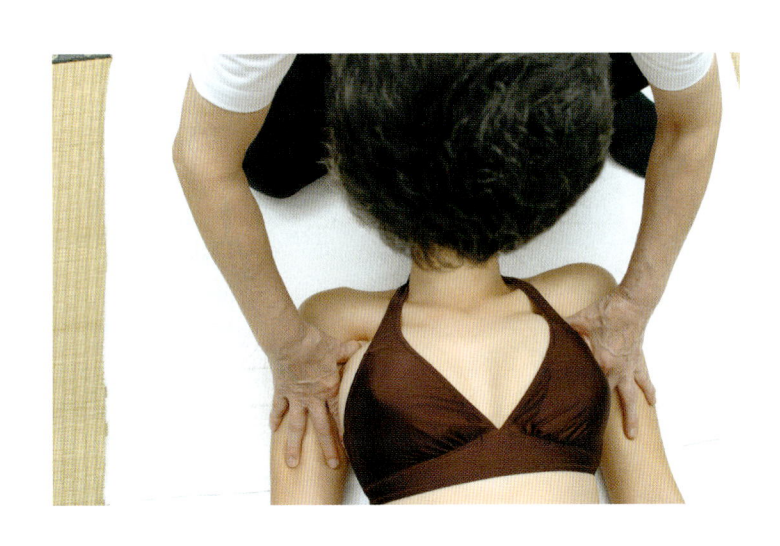

伏見式経絡按摩

7. 両肩が床面に均等に着くかどうかを確認後、そのまま上肢全体を手掌圧迫

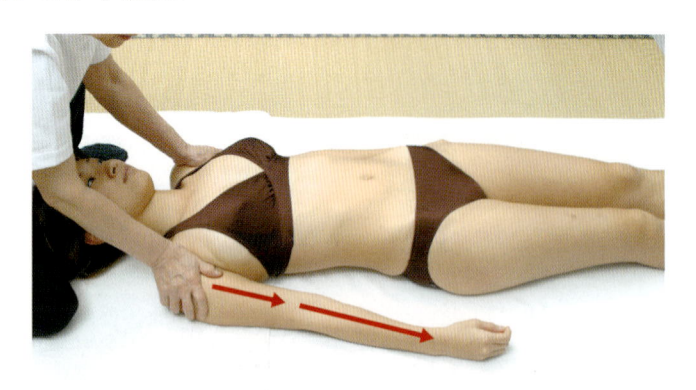

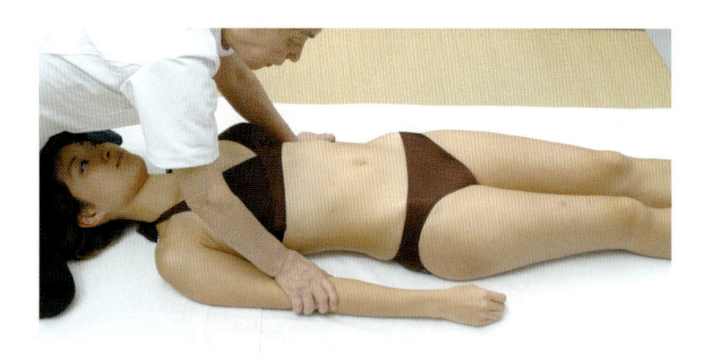

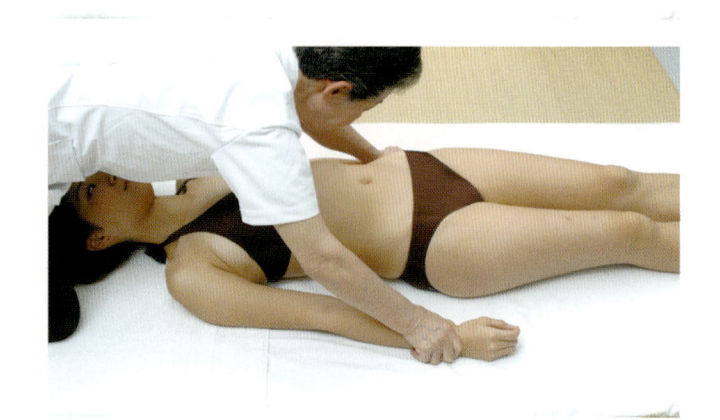

8. 分界項線に小指球をあて、頚部をやや上げ頭部をゆっくりと牽引。その後、再び上肢全体を手掌圧迫

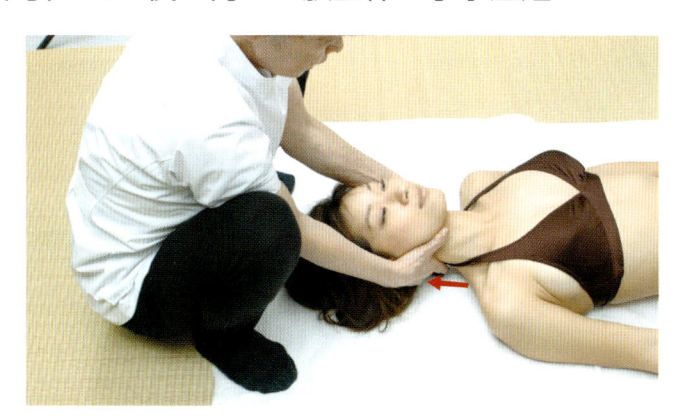

9. 被術者の上肢を挙上させ、示指・中指を持ってまっすぐ両腕を牽引

> **ポイント**
> 体側部、腰部の筋を伸ばすイメージでまっすぐに両腕を牽引する。

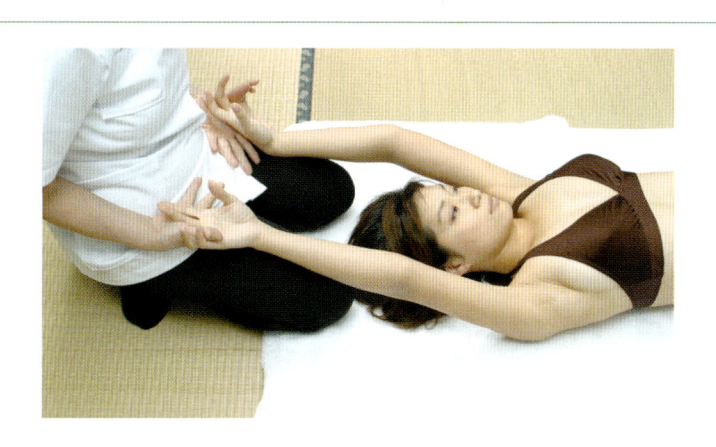

伏見式経絡按摩

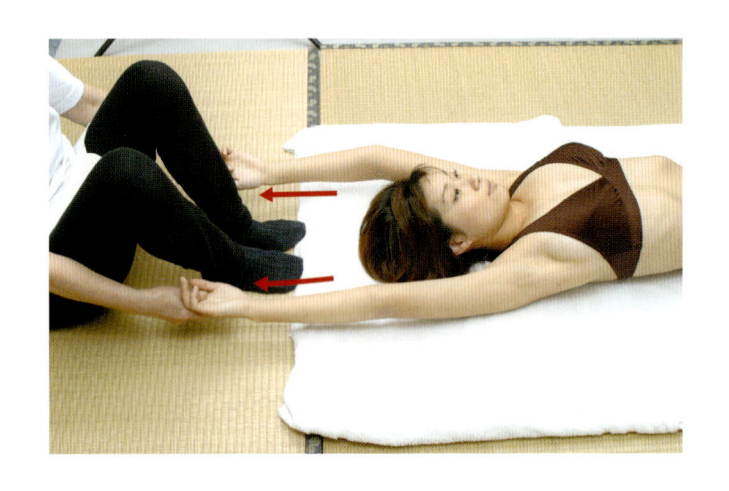

10. やや外側に角度を変えて、肩甲骨を開くように牽引

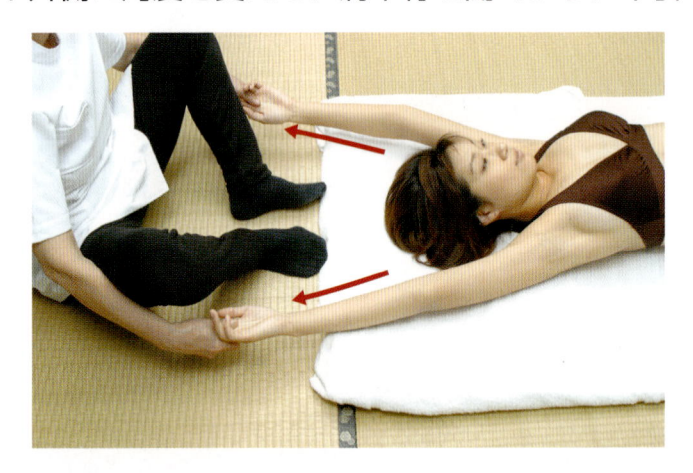

11. 被術者の肘を手掌で押さえ軽く圧迫し、腋窩を伸展させる

> **ポイント**
> 肘をやや内側に寄せ入れる感じで、軽く圧迫する。

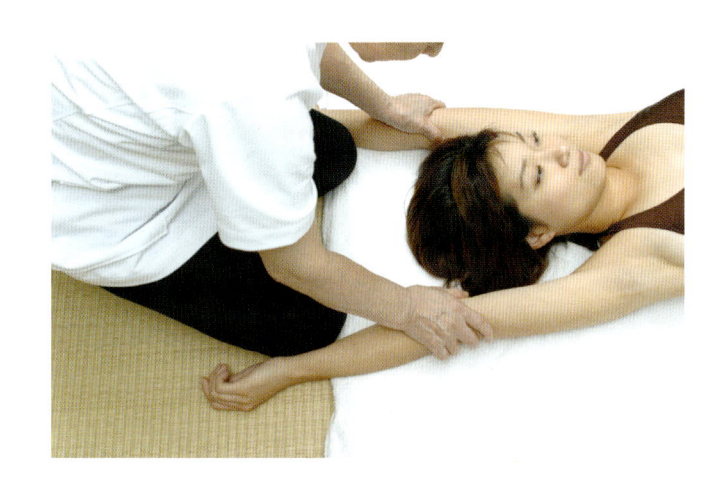

12. 被術者の両手を体側に戻す

3 腹　部

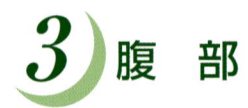

1. 腹部の軽擦法

臍を中心に腹部を約5回程度、時計回りに軽く撫で軽擦を行う。

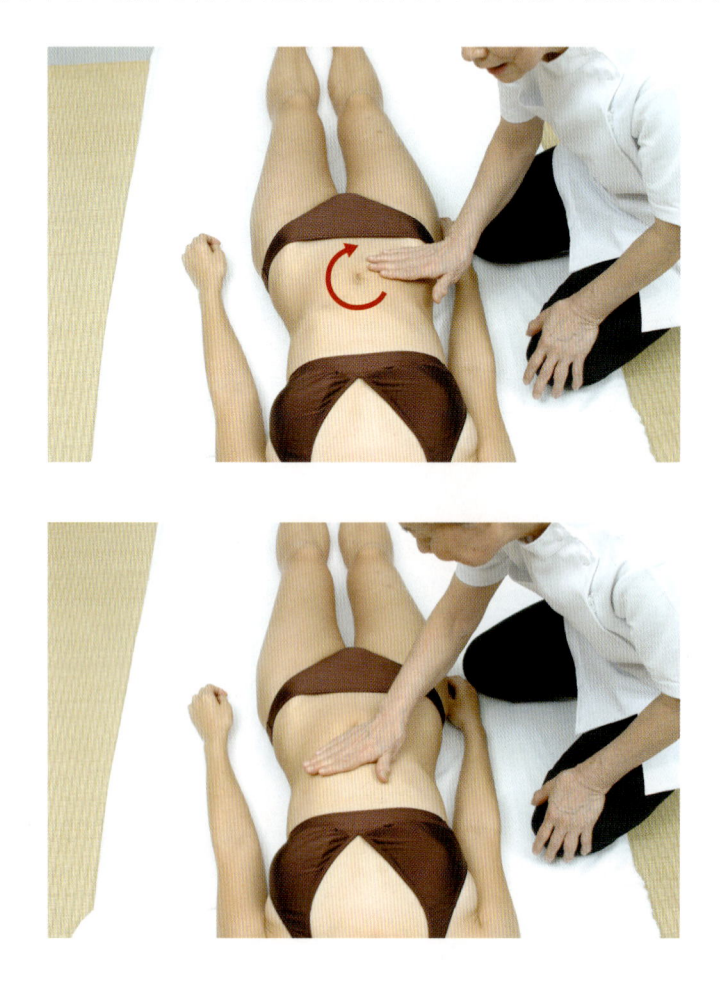

2. 腹直筋の櫓盪揉捏法（ろとう）

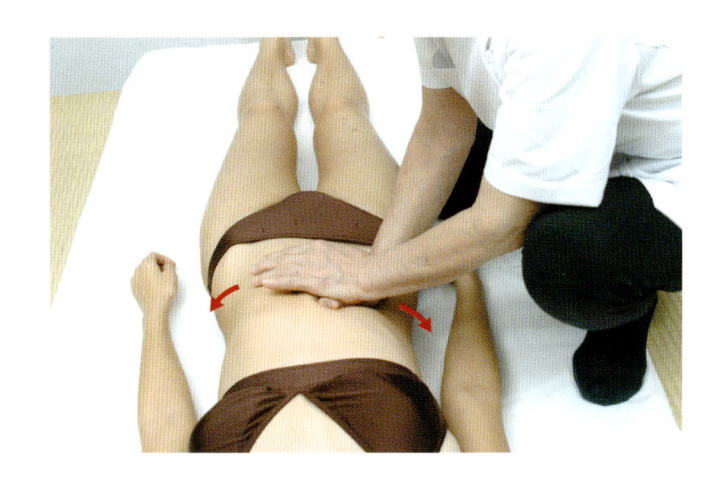

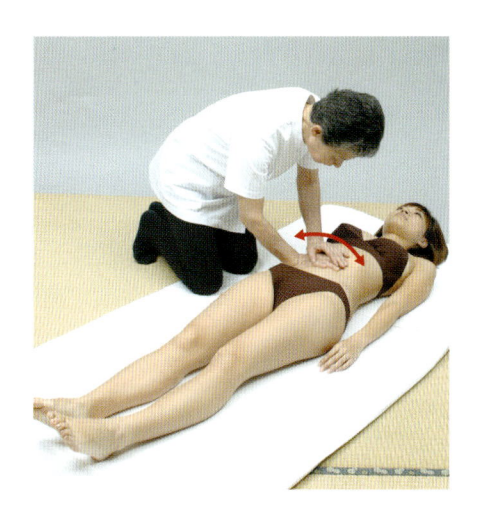

仰臥位による按摩法

腹部

伏見式経絡按摩

3. 鳩尾から曲骨まで正中線上を両母指で垂直にゆっくりと母指圧迫

ポイント

被術者の顔の表情を見ながら、加減して行う。

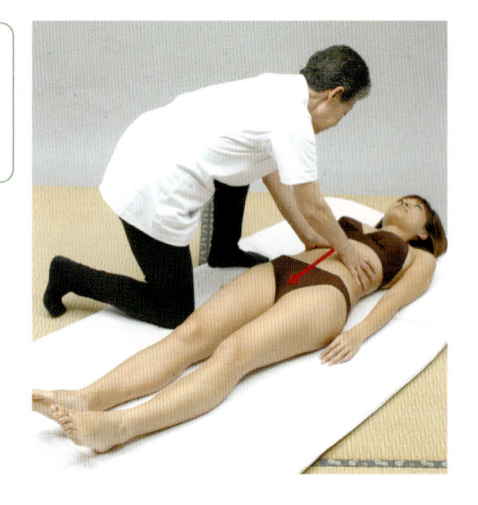

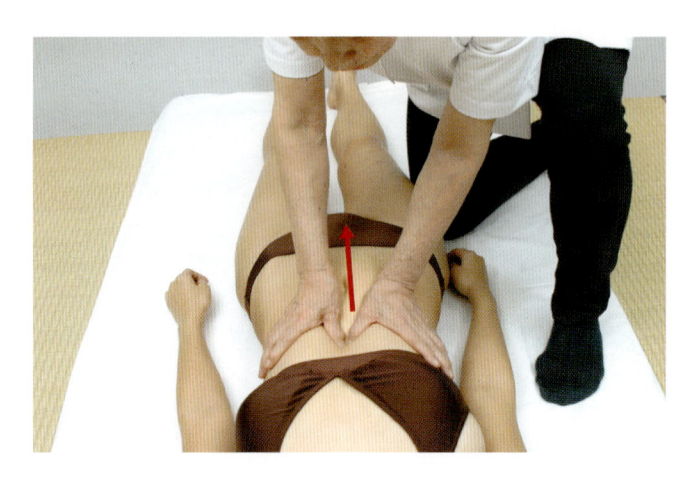

4. 左右同時に腎経季肋部から恥骨付近までを母指圧迫

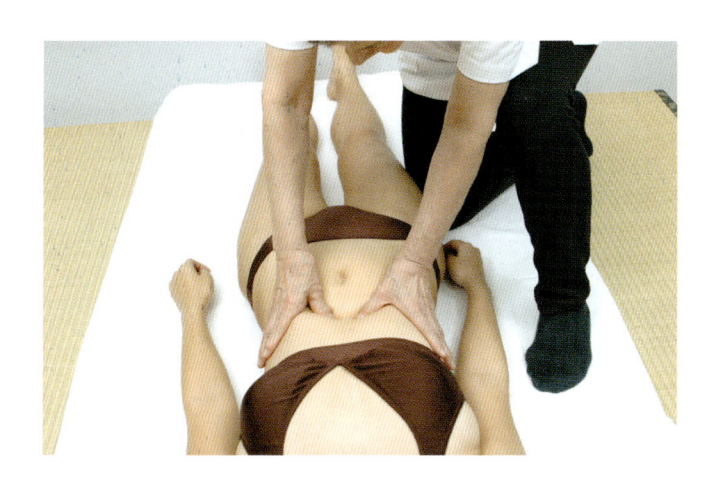

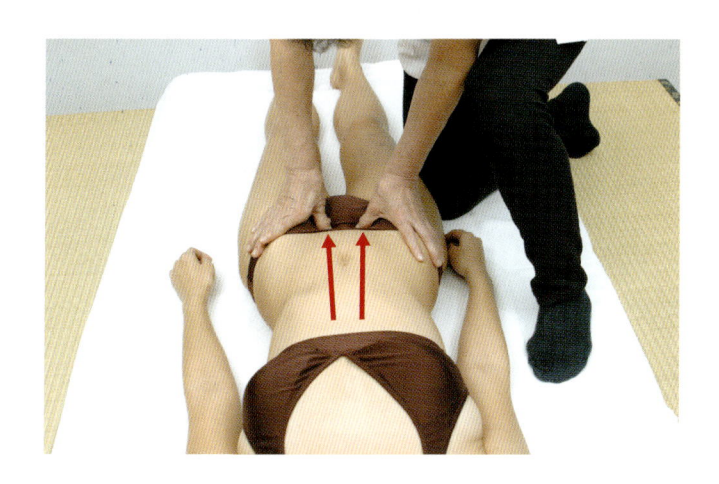

5. 胃経・脾経・肝経の圧迫法

　示指・中指・薬指の三指をあて、手掌を上に重ねて軽く指頭圧迫柔捏をおこなう。

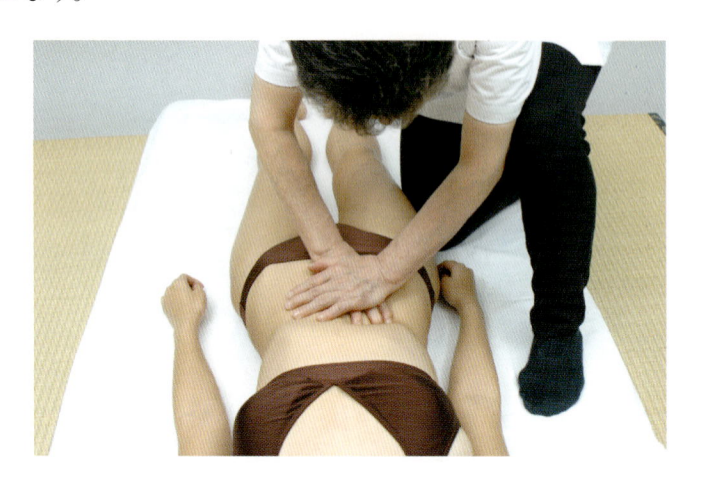

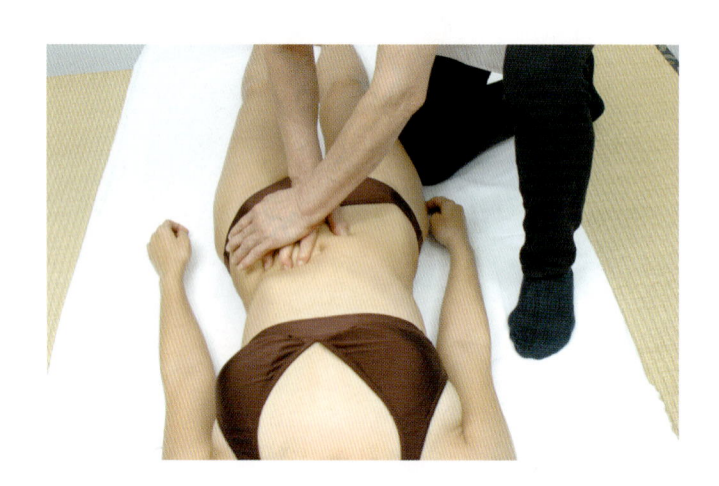

6. 季肋部を開くように母指圧迫

ポイント

胃下垂の人には、季肋部を内側から押し広げるように施術する。

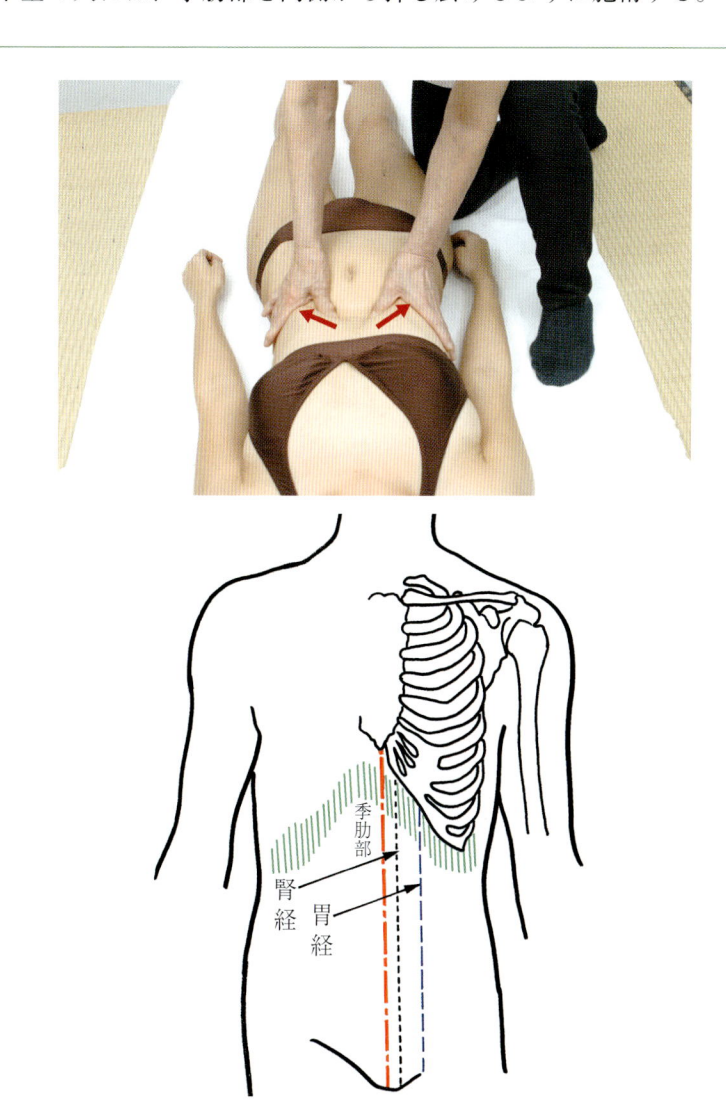

季肋部
腎経
胃経

7. 胃・小腸・大腸（上行結腸→横行結腸→下行結腸→Ｓ状結腸）を意識しながら腹部の手掌圧迫

　Ｓ状結腸は震顫。筋緊張が緩んだら、更に深く圧迫を加える。

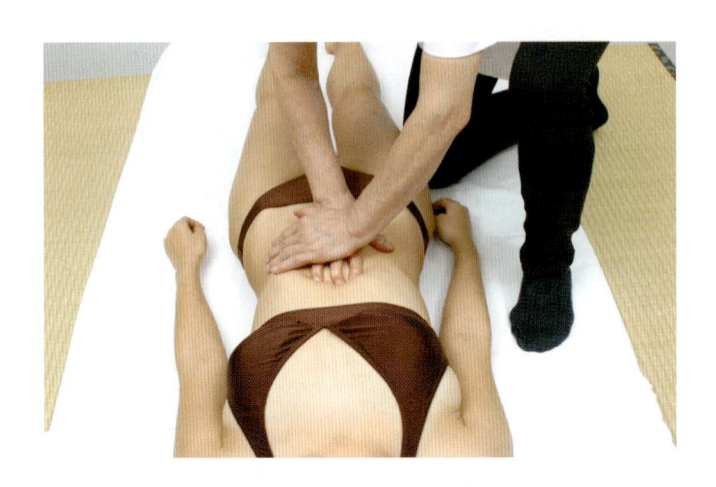

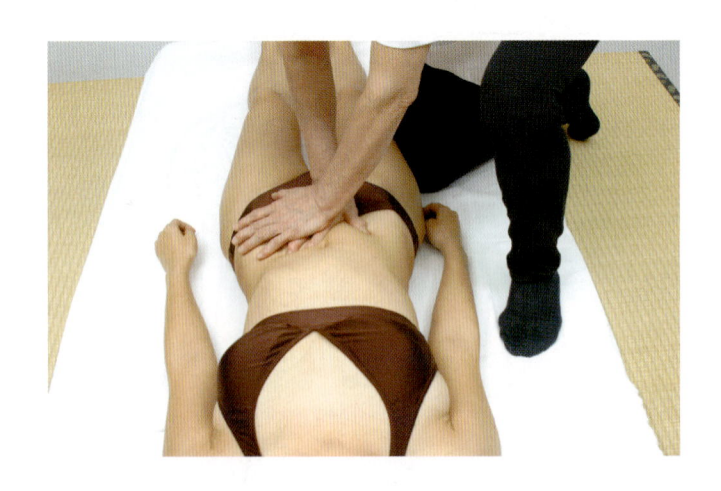

8. 丹田に両手を重ね深くゆっくりと手掌圧迫・震顫を行う

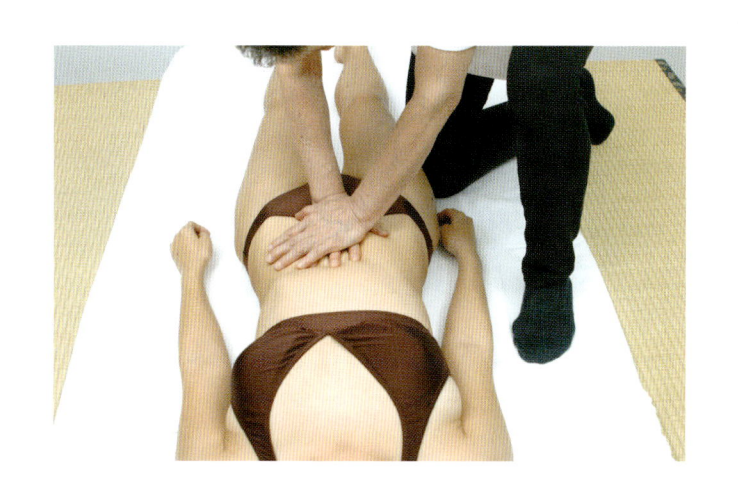

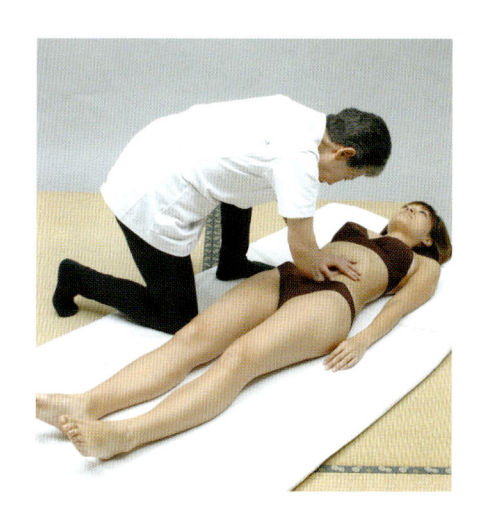

9. 再度、腹部の軽擦法（約5回）

伏見式経絡按摩

10. 腰部脊際に四指をかけ、腰を軽く引上げる

脊柱を両手の四指で挟み、持上げるような形。

> **ポイント**
> 背部と腹部の様子を同時に確認する。

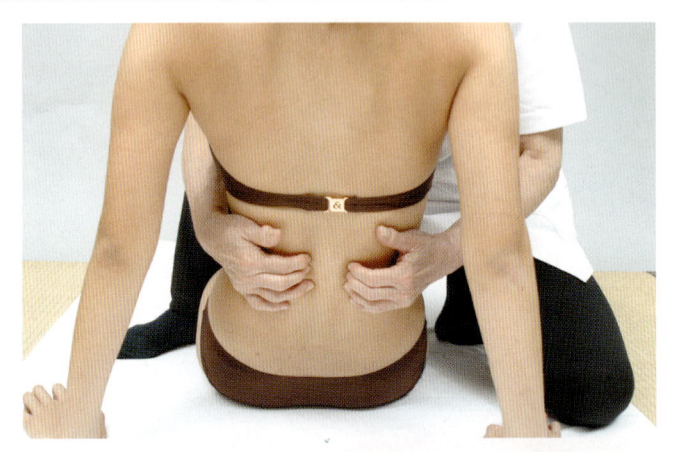

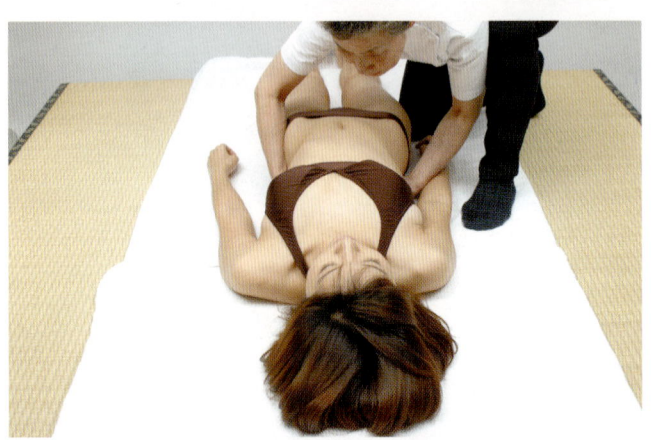

注）背部での指の置き方を見せるために被術者は上半身を起こしているが、実際は仰臥位のまま行う

4 下 肢

1. 被術者は仰臥位で左下肢の胃経の母指圧迫

ポイント

大腿部は圧迫のみ行う。大腿部をくすぐったがる人の場合、施術者の手は大腿部にしっかり密着させ、圧迫のみ行う。

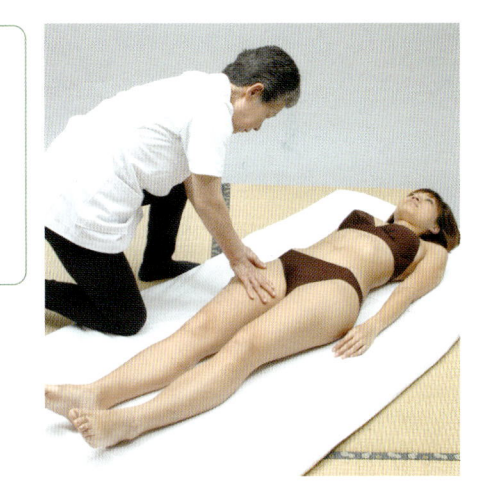

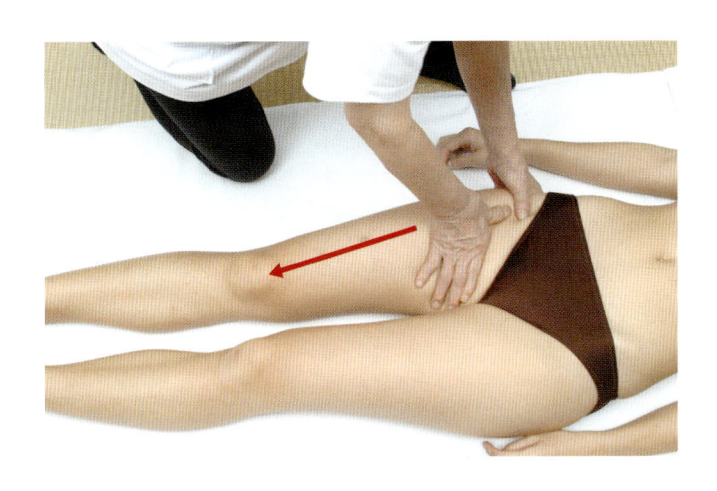

伏見式経絡按摩

2. 膝の回りは、筋肉の状態を確認しながら母指圧迫を行う

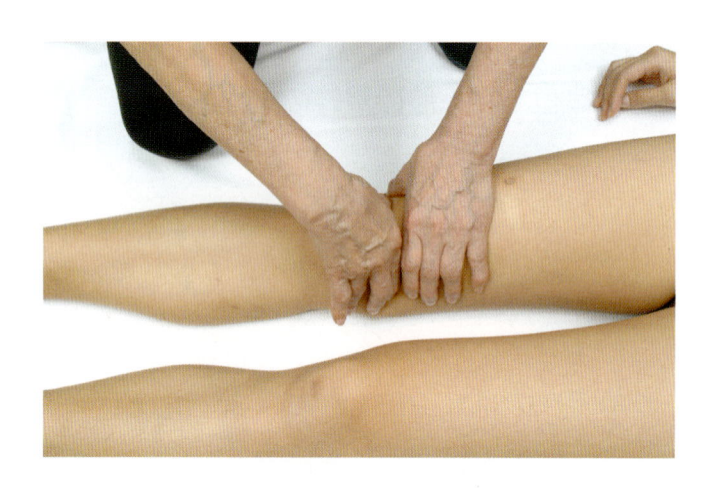

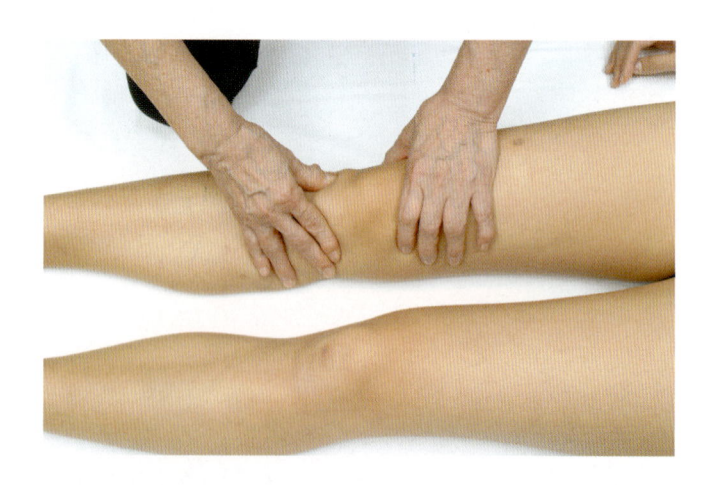

3. 下腿の胃経を両手で母指圧迫（解渓の圧迫）

> **ポイント**
> 足三里を圧迫すると、胃経が浮いてくる。

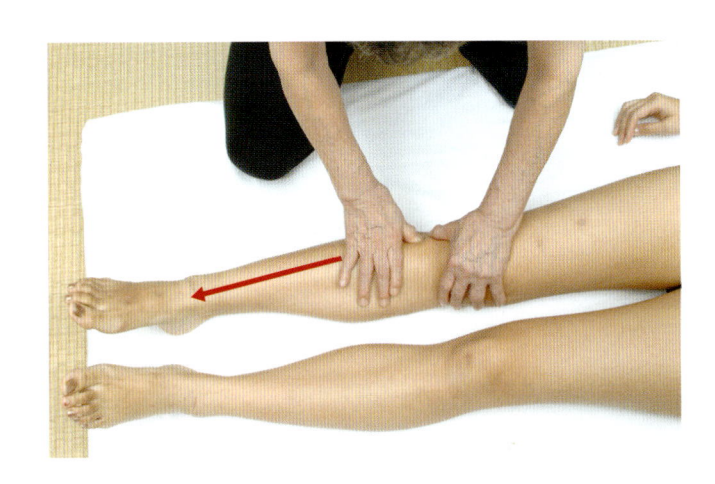

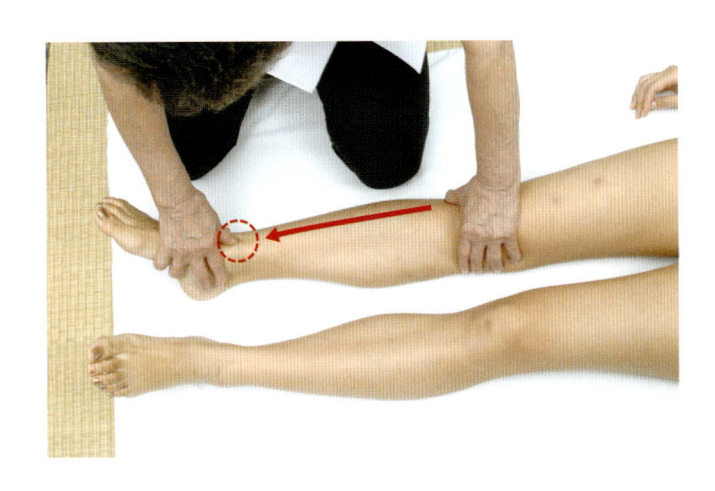

伏見式経絡按摩

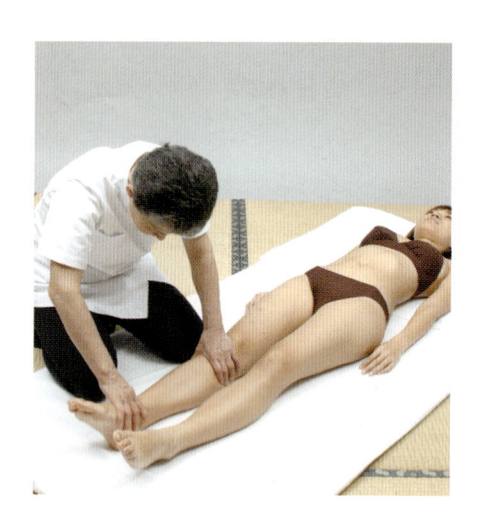

4. 被術者の足背部を足関節から指の付け根まで、施術者の母指から示指のアーチを使って揉捏

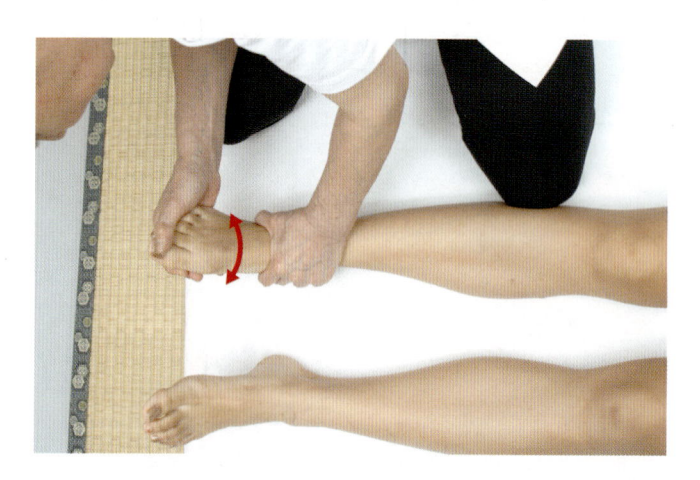

2 仰臥位による按摩法

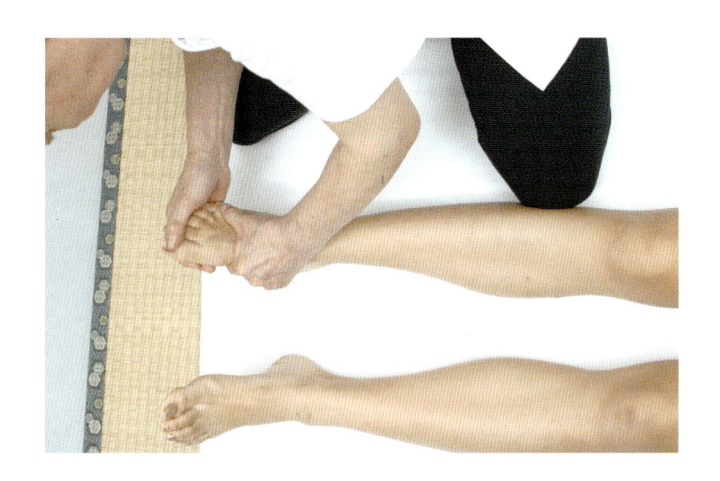

下肢

5. 足底部を四指圧迫

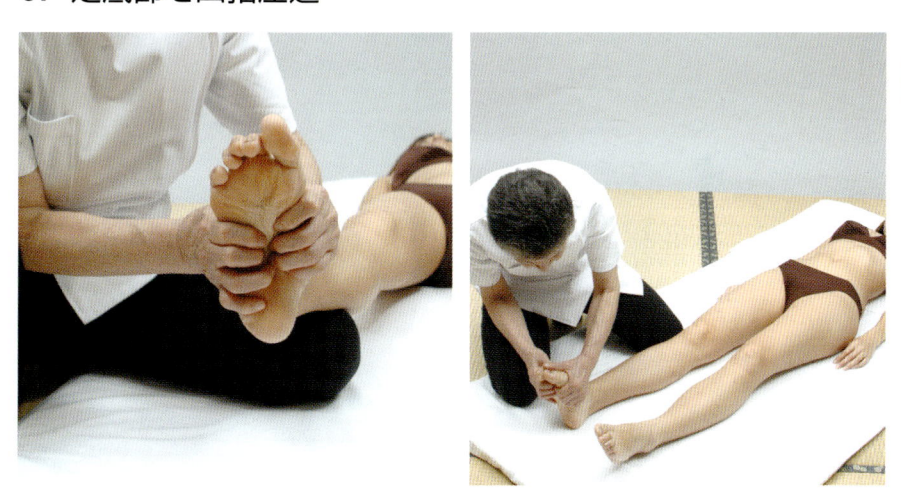

注）実際は被術者の下肢は床面につけたまま行う。

伏見式経絡按摩

6. 足底部のアーチを母指圧迫

> **ポイント**
>
> 施術者は被術者の足底側に移動し、アーチの圧迫を行う。

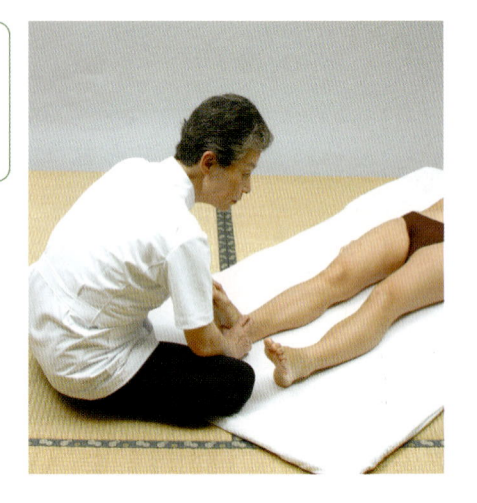

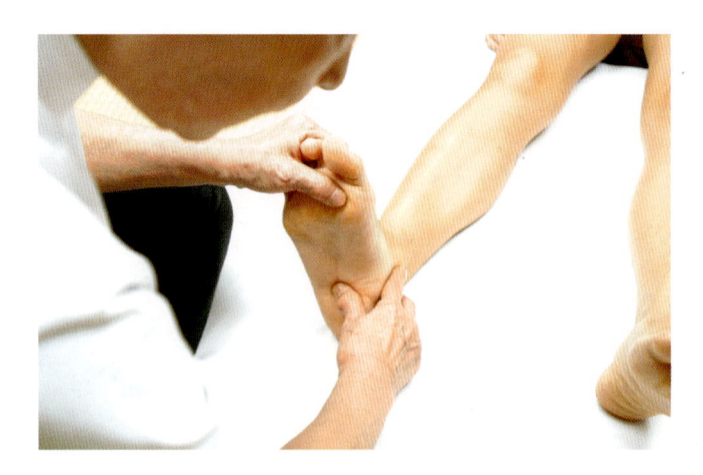

7. 足背部中足骨間を指先へ引くようにして母指揉捏

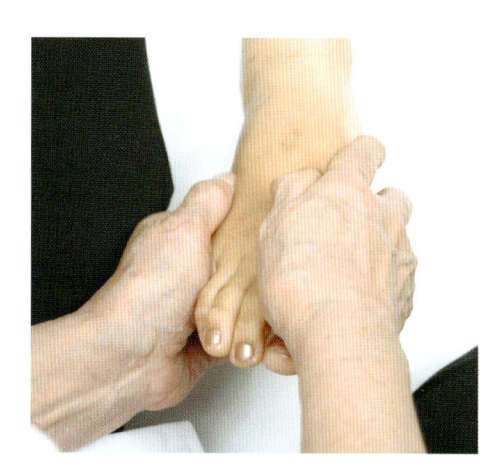

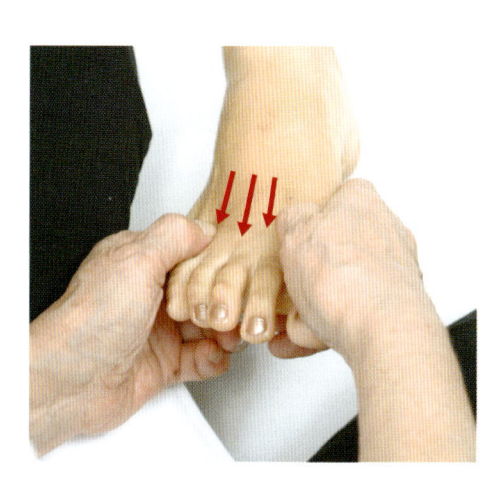

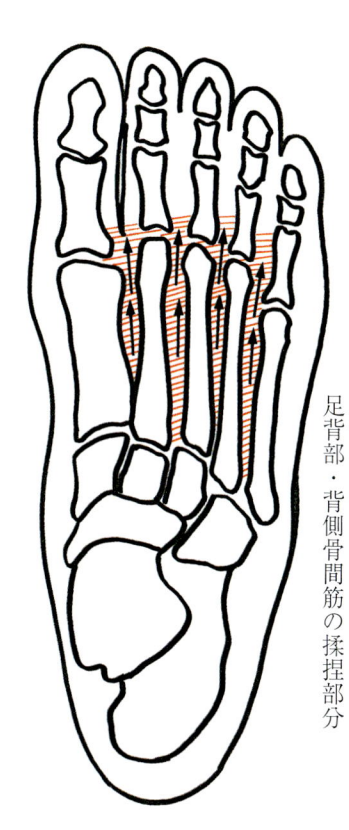

足背部・背側骨間筋の揉捏部分

仰臥位による按摩法

下肢

8. 足指の運動法

①施術者は被術者の横に位置し、施術者の膝の上に足をのせ、足底のアーチを押さえる。

②てこの原理で足指を前後に動かす。

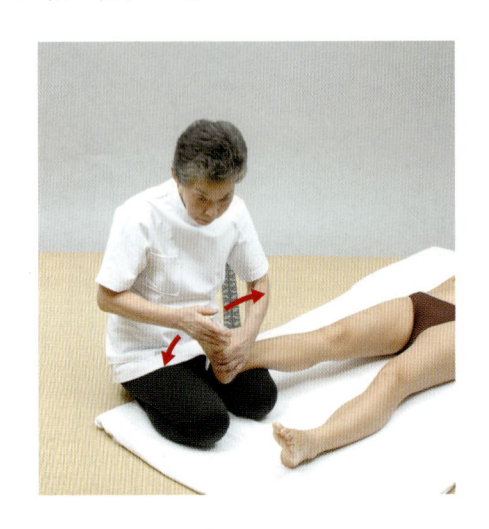

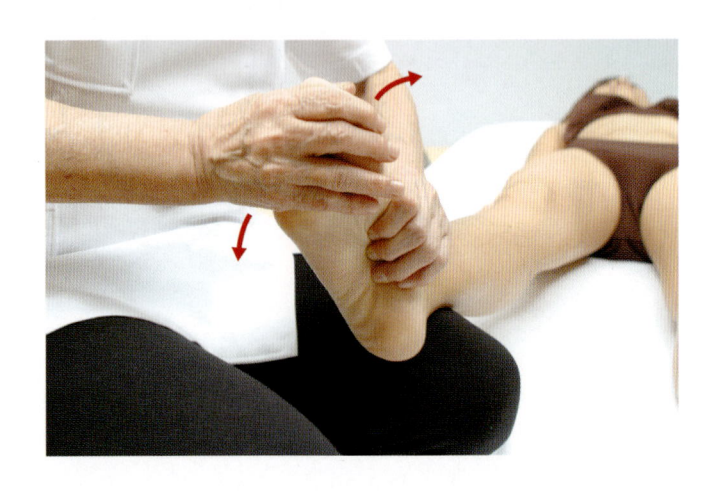

9. 足関節の運動法

①施術者の膝の上に足をのせ、内果と外果の上を押さえる。
②時計回り、反時計回りに約4〜5回足首を回す。

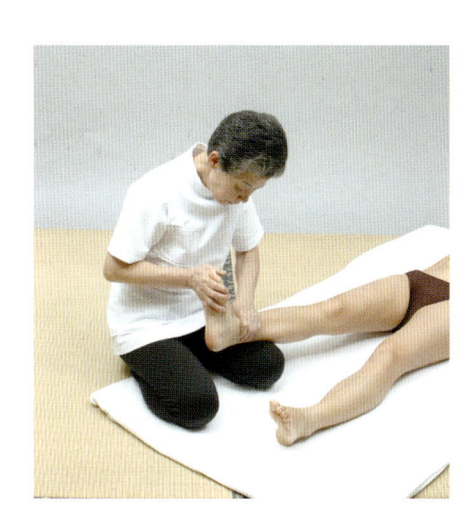

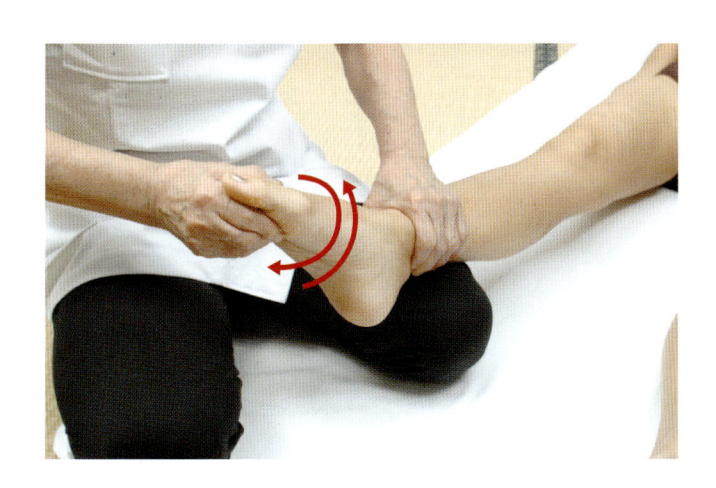

仰臥位による按摩法

下肢

伏見式経絡按摩

10. アキレス腱の伸展法

①被術者の足を床に下ろす。(被術者の膝に軽く手を当ててもよい。)
②施術者の手掌で被術者のかかとを包み、施術者の前腕を利用し足底を固定。
③施術者の前腕を利用し足関節を背屈させる。

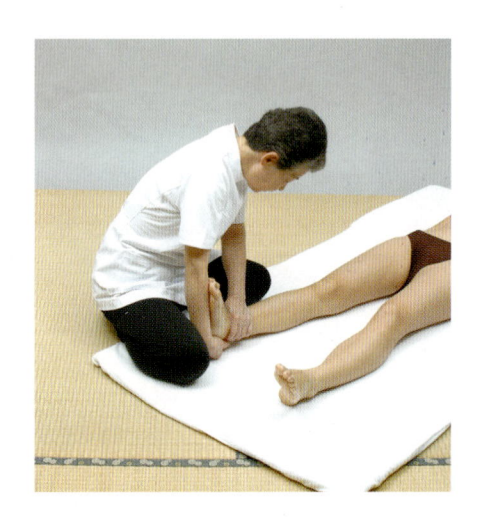

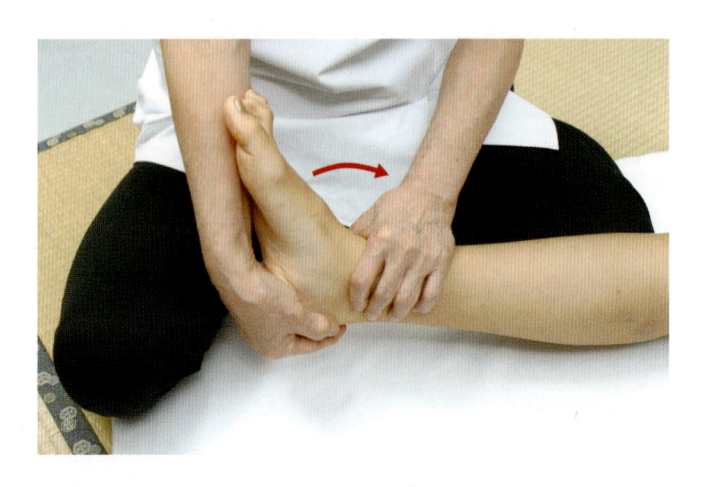

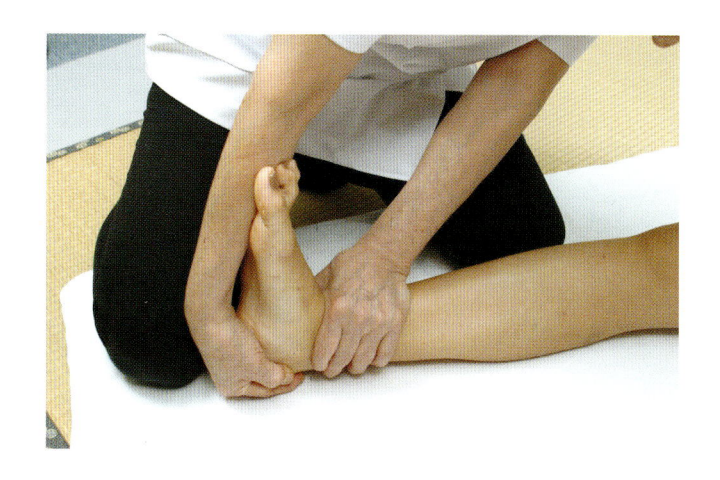

11. 股関節・膝関節の屈曲伸展（約3回）

ポイント

被術者の内果と外果の上（足関節前面）を持って行い、伸展時に被術者の膝を施術者の片手で支える。

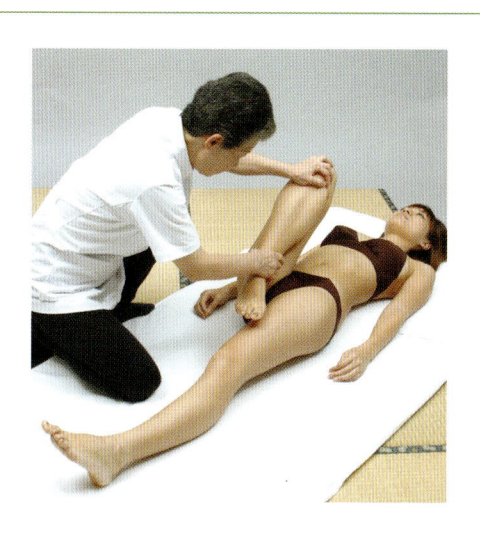

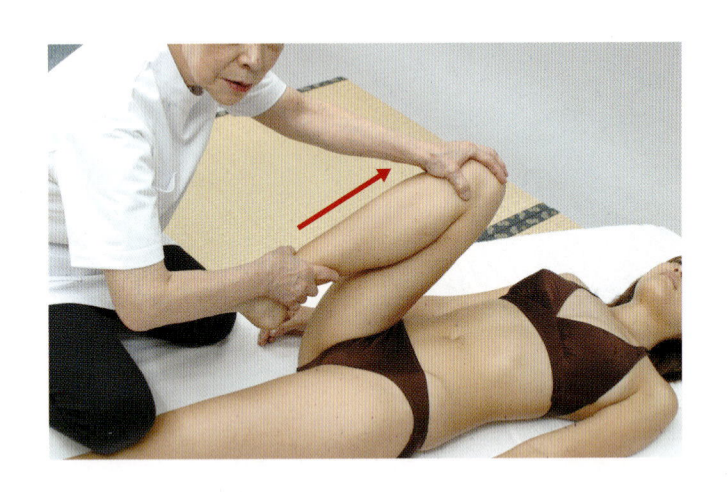

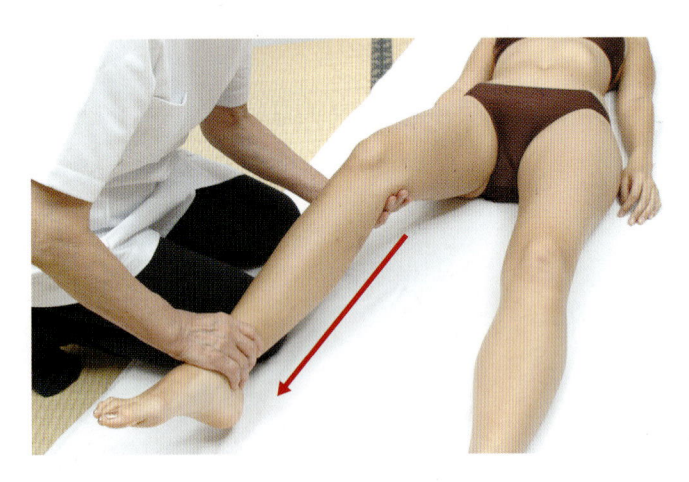

12. 股関節の内旋・外旋法

　膝関節屈曲位で、股関節の外旋・外転・内旋・内転・屈曲回旋を8の字に行う。

　最後に膝関節屈曲・股関節外旋外転位をとり、反体側の上前腸骨棘と膝を伸展させる感じで押さえる。

2 仰臥位による按摩法

手順―①外旋・外転

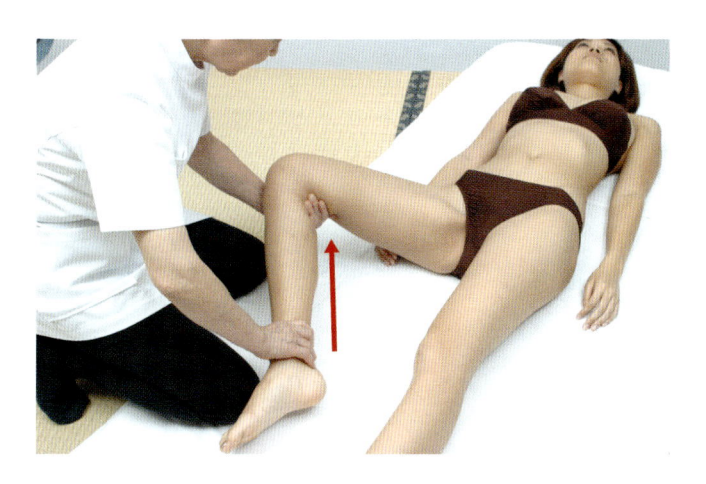

手順―② 内旋・内転

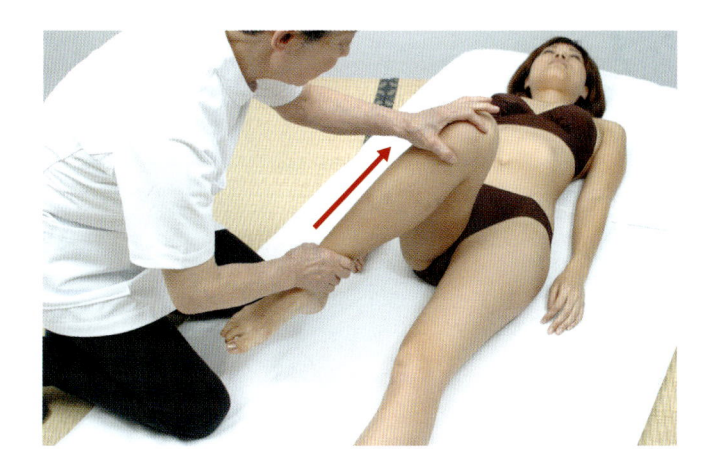

下肢

113

伏見式経絡按摩

手順—③　手順②の位置より屈曲したまま外方へ回旋し股関節・膝関節ともに伸展

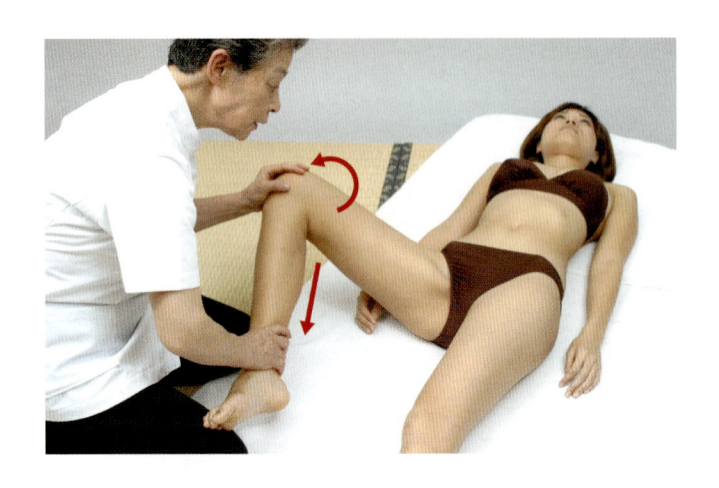

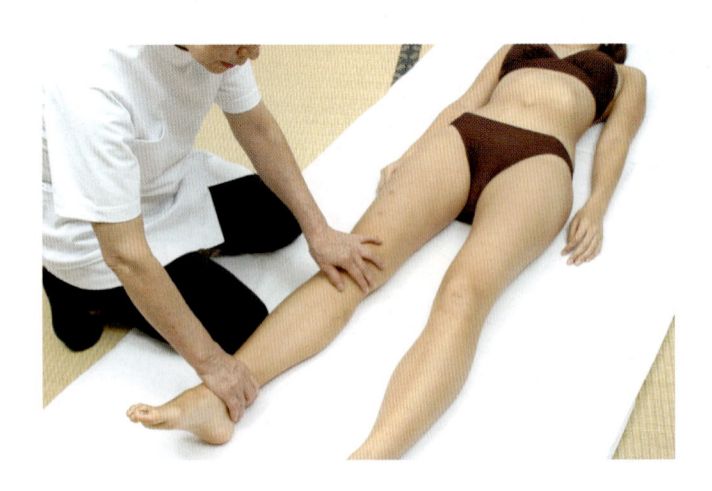

13. 膝関節屈曲・股関節外旋外転位のまま、大腿部の肝経を母指圧迫後、再度股関節・膝関節の屈曲伸展

ポイント

大腿部の肝経の母指圧迫は、腸腰筋の停止部付近を押さえ、下から上に向かい母指圧迫を行う。

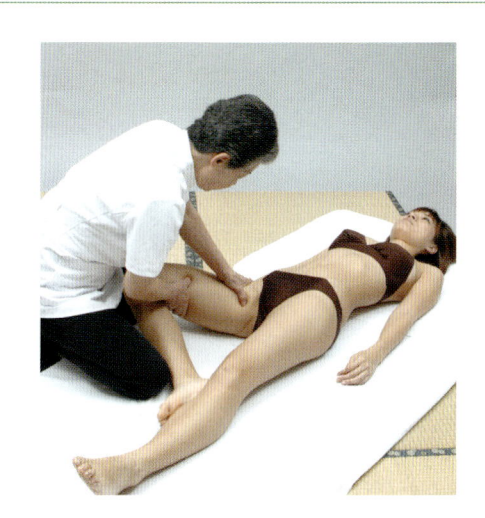

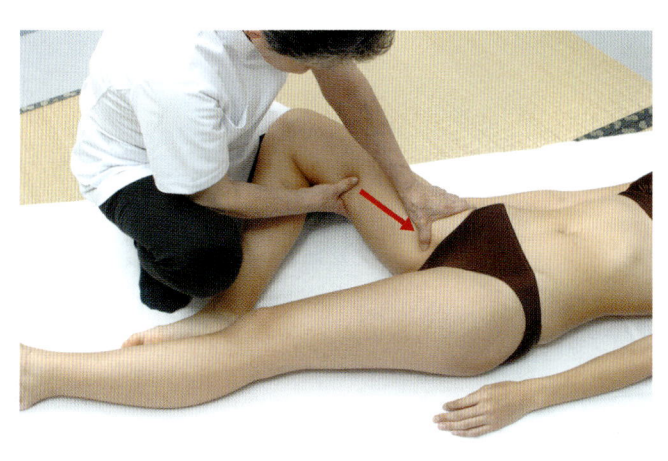

14. 坐骨神経伸展法

①被術者の足関節は、内果と外果の上（足関節の後面）を持ち伸展させる。
②膝を軽く押さえる。
③施術者の足を使い、被術者の反対側の膝が浮き上がらないように固定させる。

> **ポイント**
> 足は震顫させながら、ひっぱり上げる。

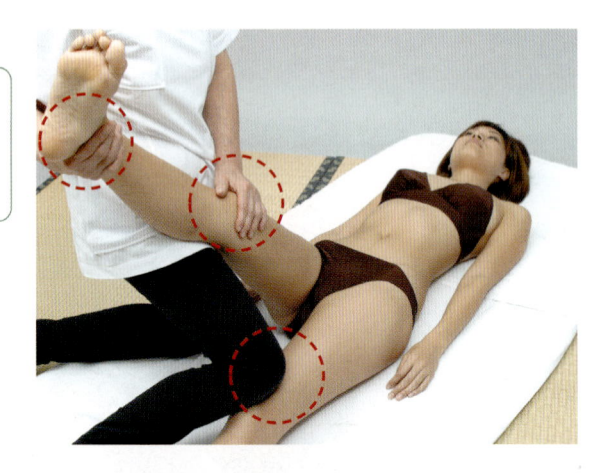

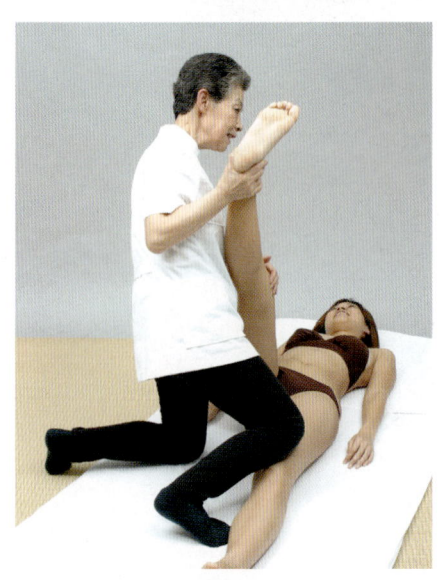

15. 伸展後、股関節・膝関節の屈曲伸展を軽く1回行い、反対側の下肢も同様に施術する

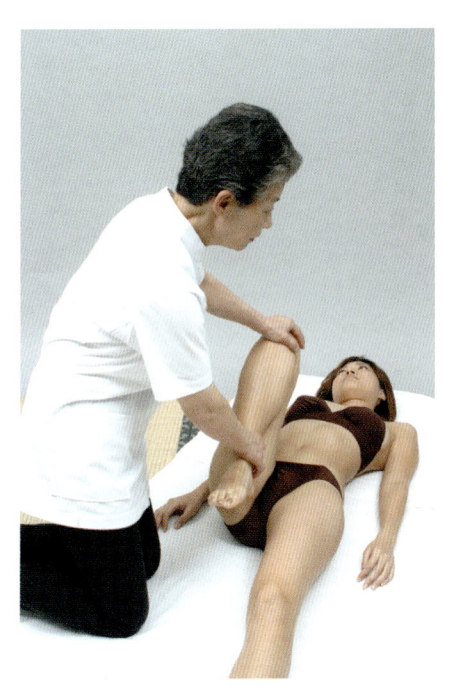

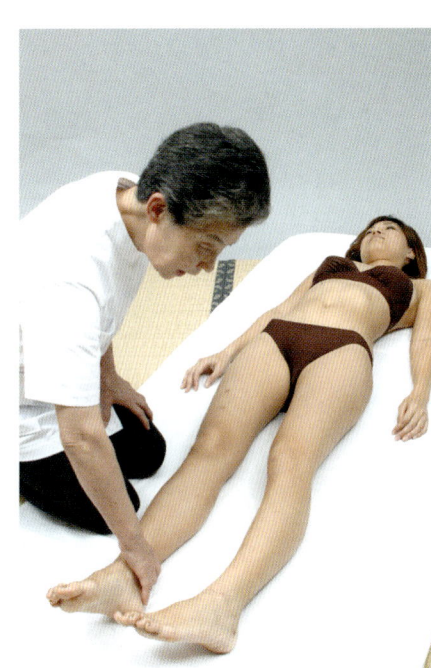

3

伏臥位による按摩法

伏見式経絡按摩

1 背部仕上げ

1. 被術者は伏臥位になり施術者は被術者の横に位置する

2. 肩甲骨と骨盤を対角線上に押さえ、震顫を入れながら圧迫

> **ポイント**
> X字になるように対角線に徐々に圧迫する。

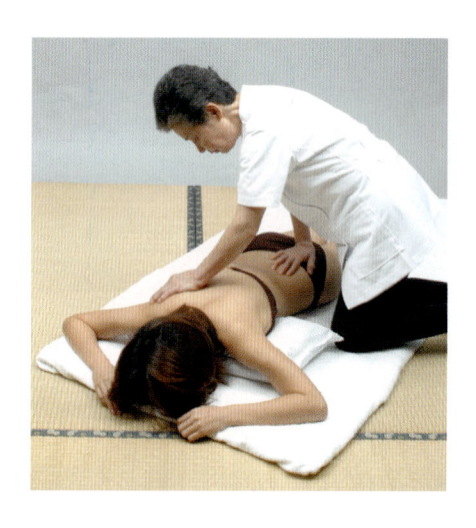

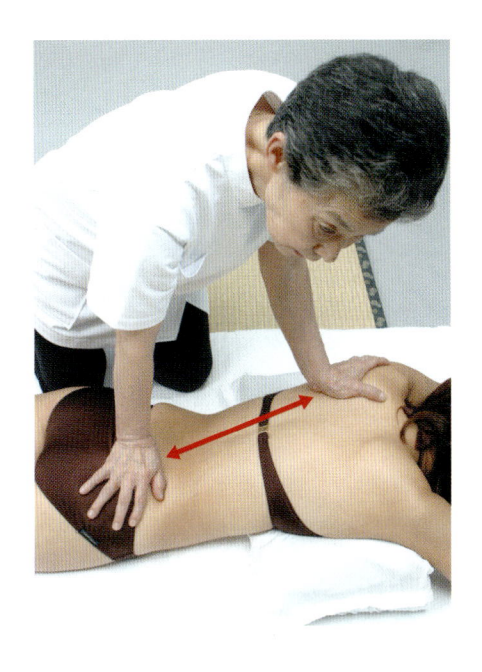

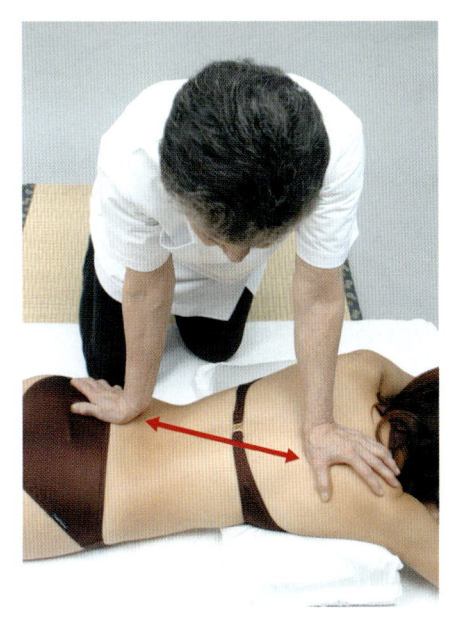

3 伏臥位による按摩法

背部仕上げ

3. 脊柱に手掌圧迫

大椎から仙骨まで示指・中指で脊柱を挟み、片方の手を上に添えて手掌圧迫

> **ポイント**
> 圧迫している手を下方にぐっと引き気味にする。

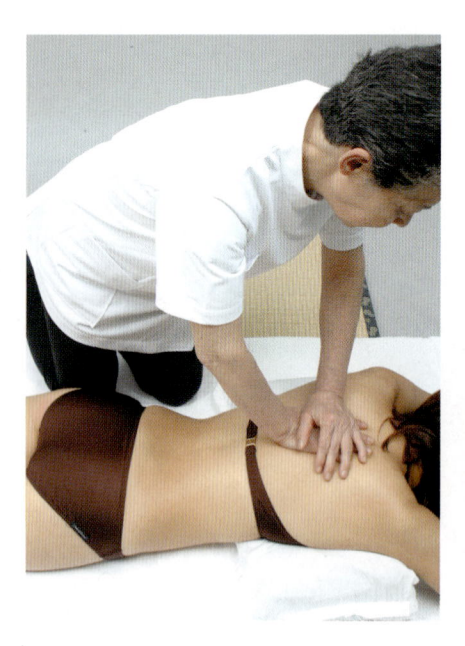

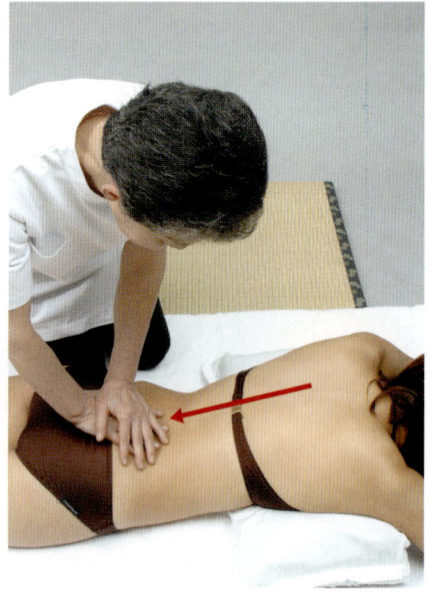

4. 施術者は被術者の頭部に位置し、肩部第3線（肩井ライン）を母指揉捏

> **ポイント**
> 肩峰に向かい外側に押し開くように揉捏する。

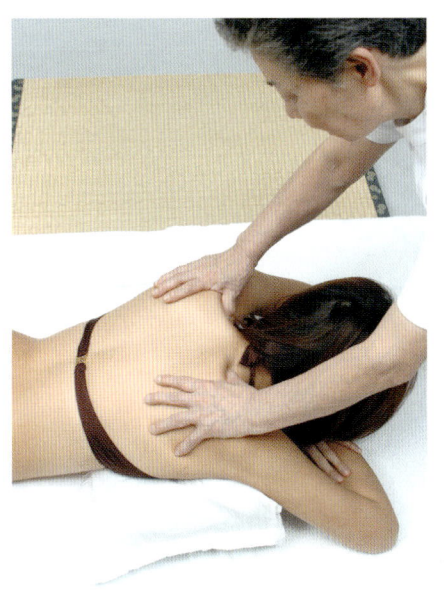

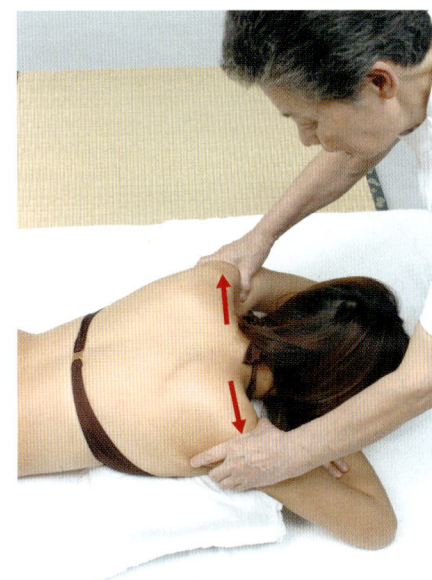

3 伏臥位による按摩法

背部仕上げ

伏見式経絡按摩

5. 両上肢の大腸経を同時に把握圧迫（曲池・陽渓を母指圧迫）

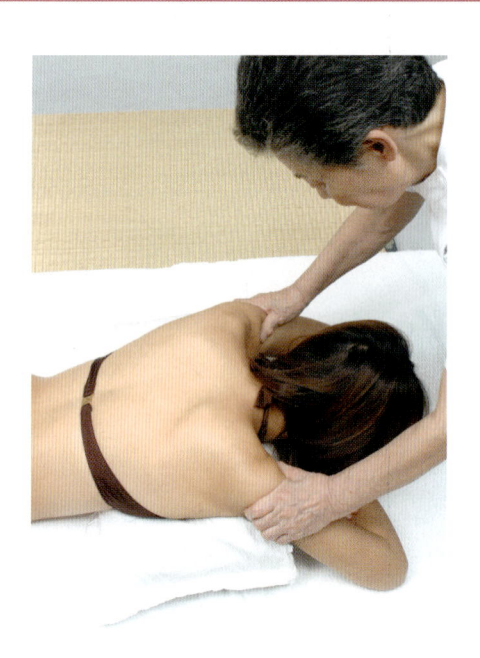

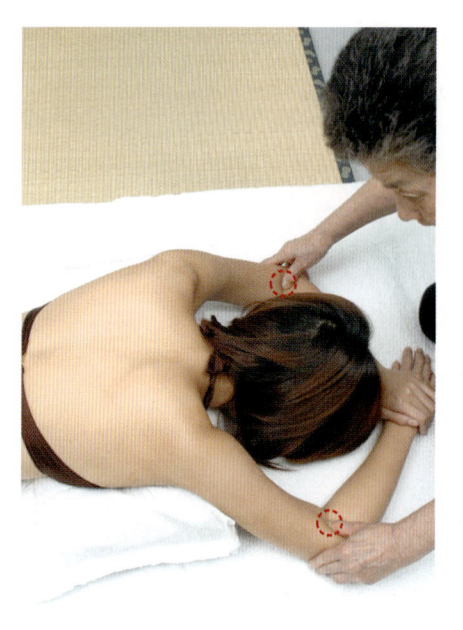

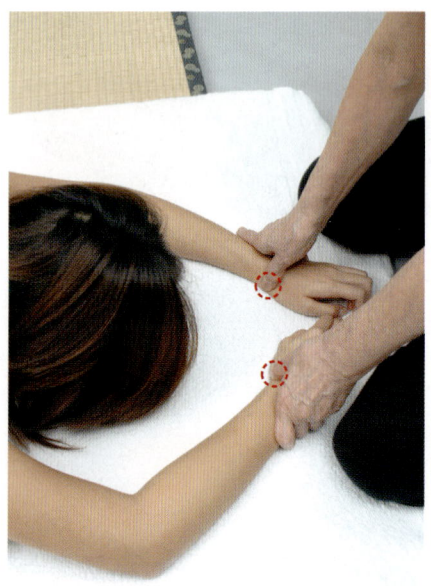

6. 肩甲棘下窩を手根揉捏

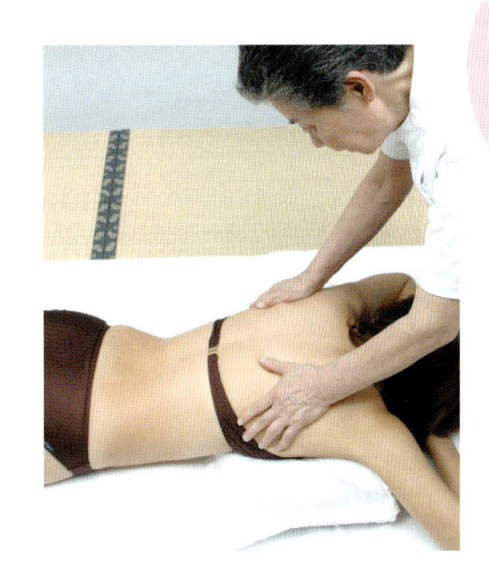

7. 施術者は被術者の横に位置し、背部第3線（膀胱経第2線）を仙骨まで母指圧迫

胸部では剣状突起に向けて押込むように、腰部では臍に向けて圧迫。

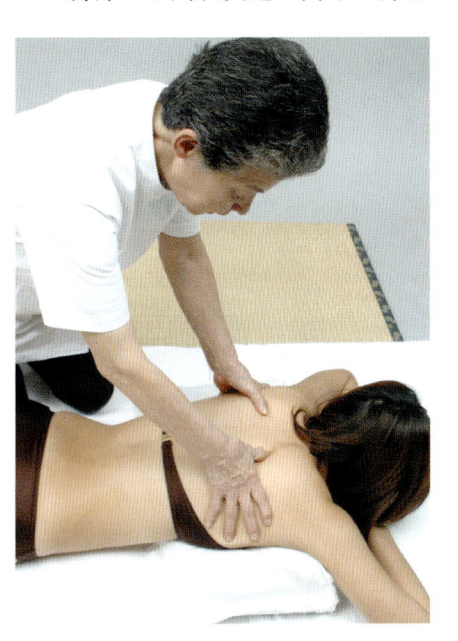

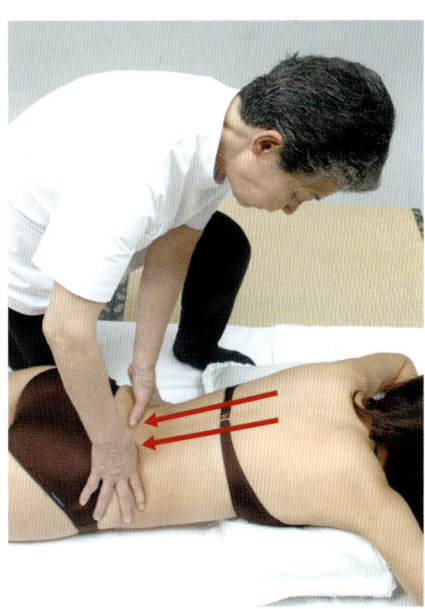

伏見式経絡按摩

8. 背部第2線（膀胱経第1線）の母指圧迫

背部第2線は、垂直に下に向けて圧迫。

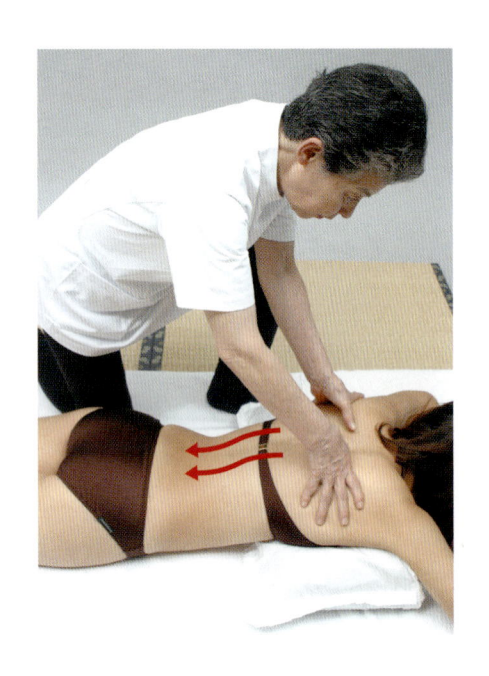

9. 骨盤まできたら、腸骨陵を外側へヤコビー線を母指圧迫

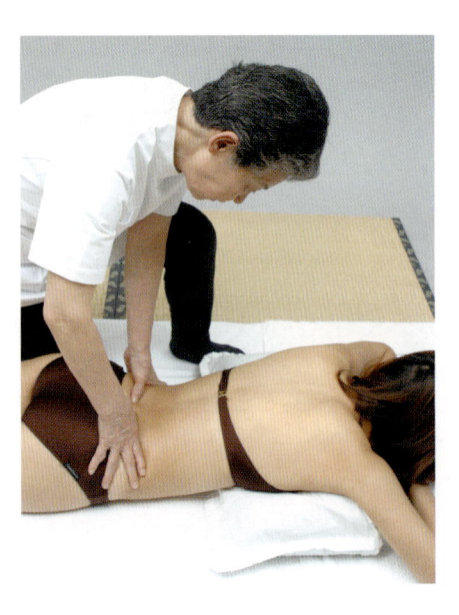

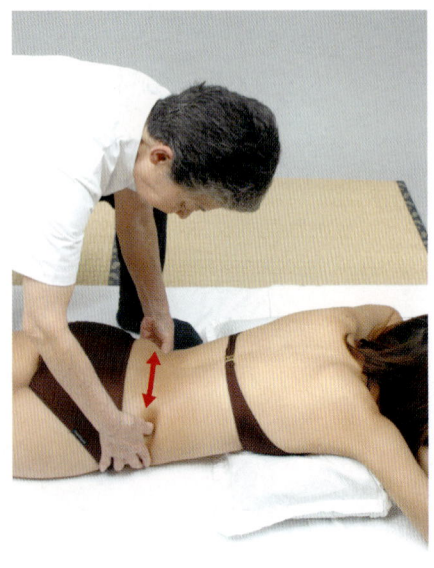

10. 仙骨周辺は、仙骨から外側に向かって母指圧迫

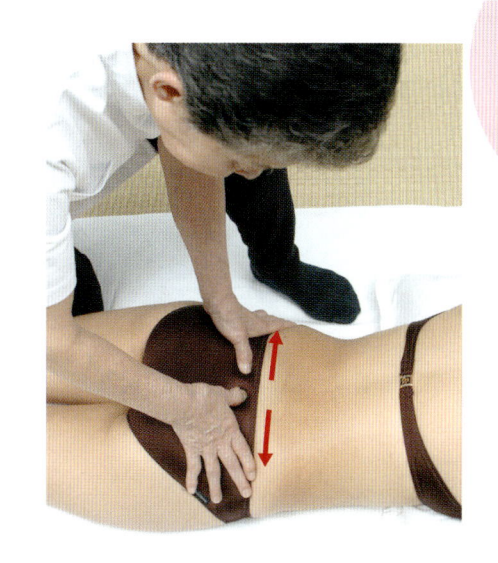

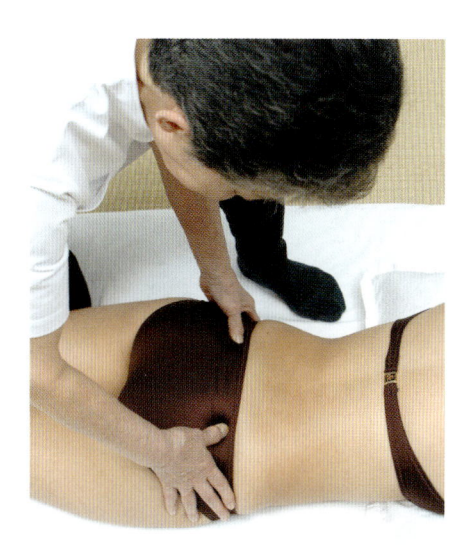

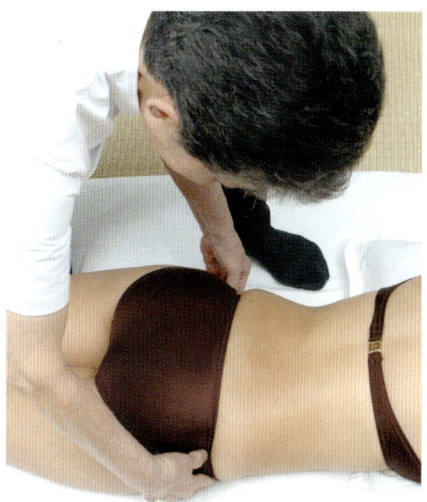

伏臥位による按摩法

背部仕上げ

伏見式経絡按摩

11. 施術者は被術者の足元に位置し、被術者の膝を屈曲させて膀胱経の両母指揉捏

> **ポイント**
>
> 被術者の膝屈曲により大腿の筋肉を緩め膀胱経深部まで揉捏することができる。
> 殷門は深く響かせ、委中は軽く圧迫。背部を緩める為に、圧を下に向けて深く入れる。

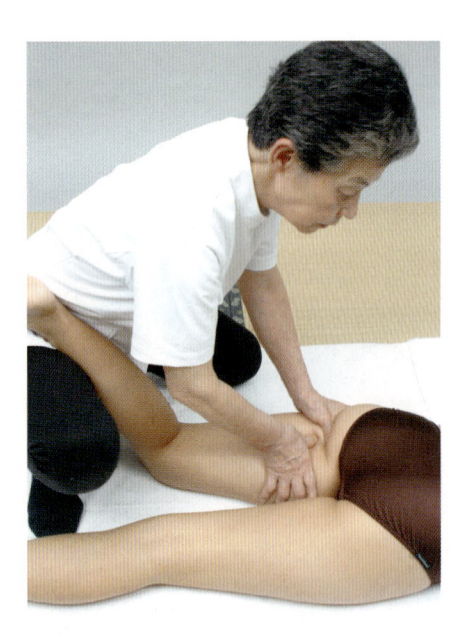

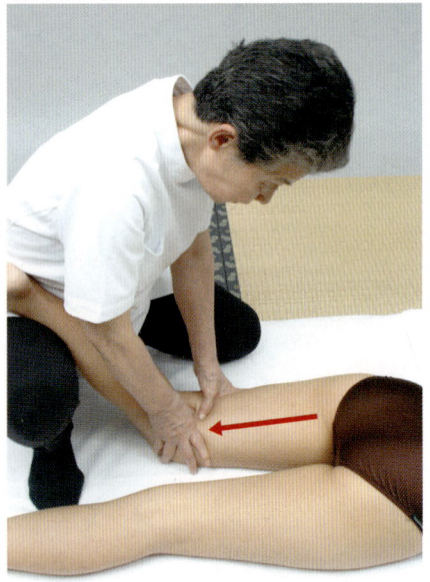

12. 膝を伸展し、腓腹筋を母指揉捏

　すでに側臥位で施術している部位なので、片手で揉捏して良い。崑崙周囲まで圧迫。

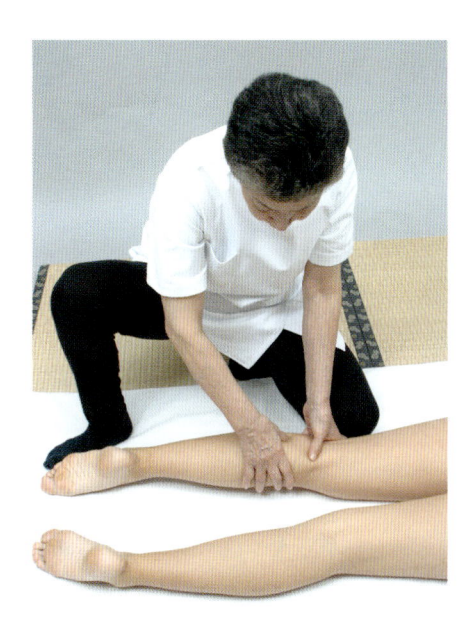

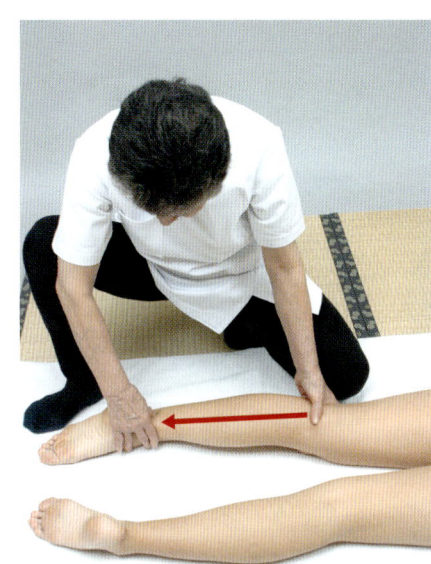

13. 反対足に手順11〜12の施術を行う

伏見式経絡按摩

14. 被術者の足元に位置し、下肢の内側を両手掌で把握するように足関節まで母指揉捏

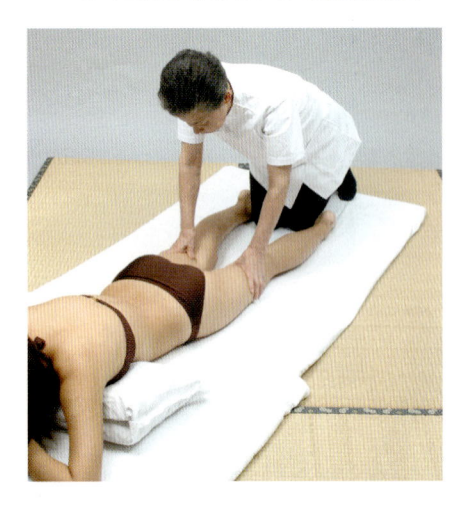

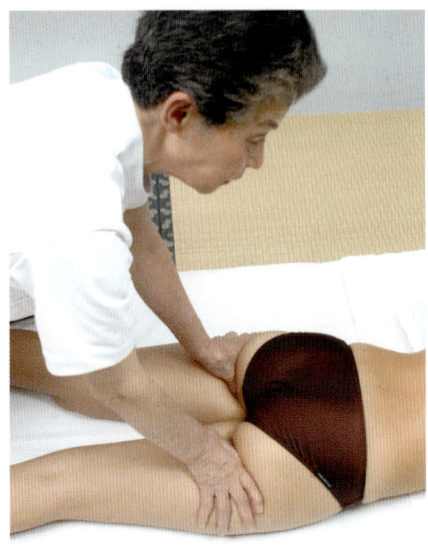

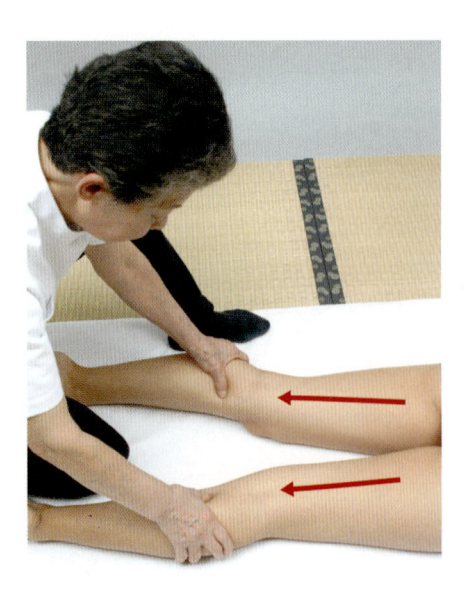

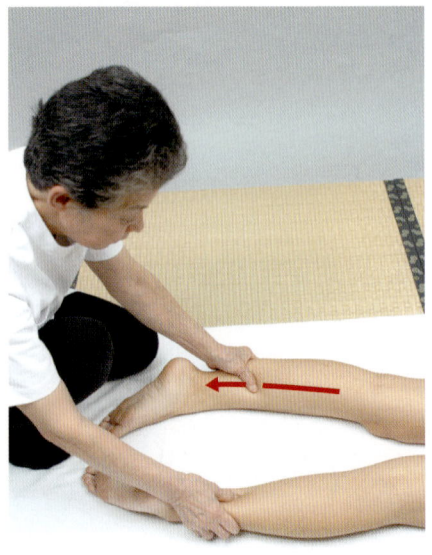

15. アキレス腱をつまむように母指と示指で二指圧迫

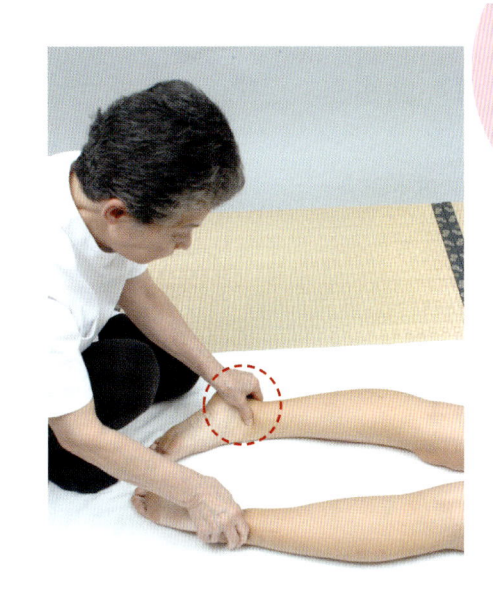

16. 足底筋の母指圧迫

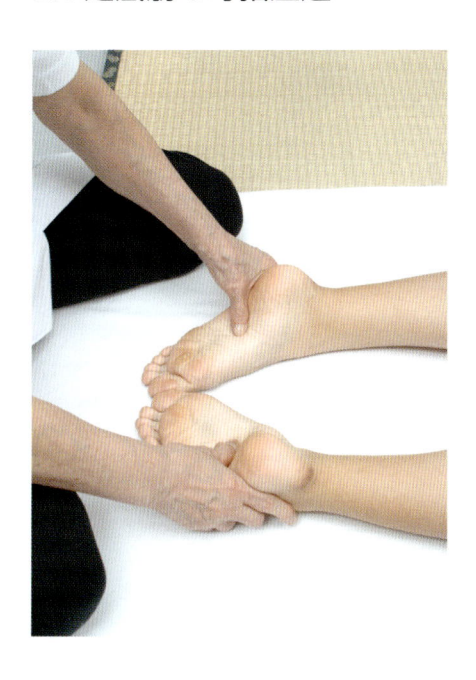

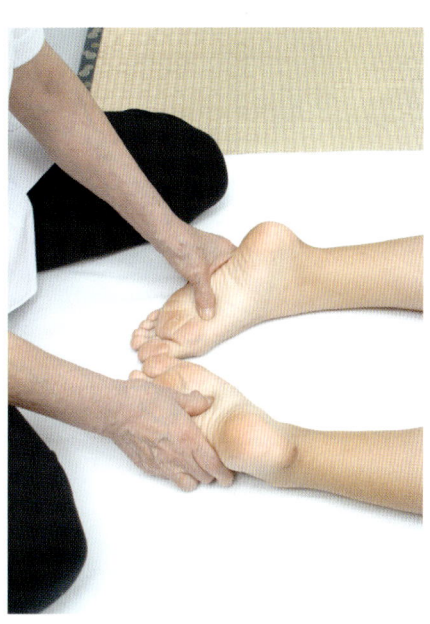

伏見式経絡按摩

17. 膝屈曲、足関節を底屈させて臀部に向けて力を加える

ポイント

①被術者の様子を見ながら、無理せず圧を加える。
②足の重ねを上下入れ替えし、両足行う。

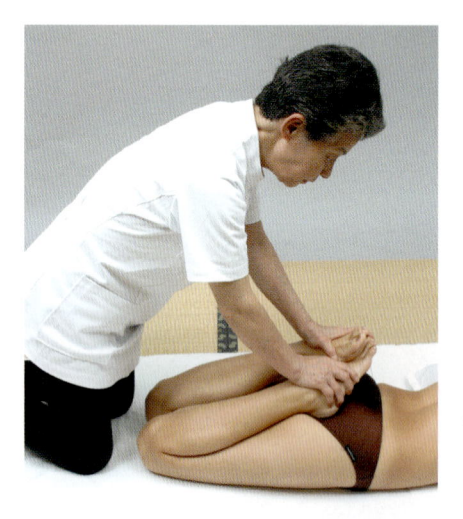

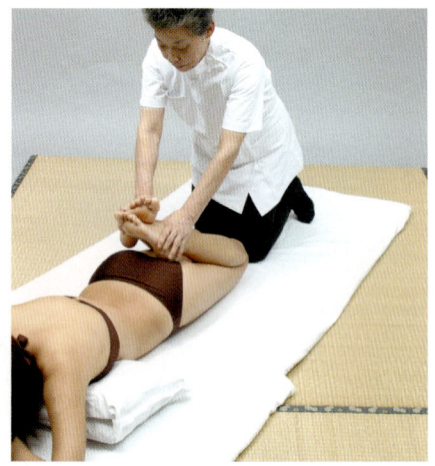

18. 同様に足関節を背屈させて臀部に向けて力を加える

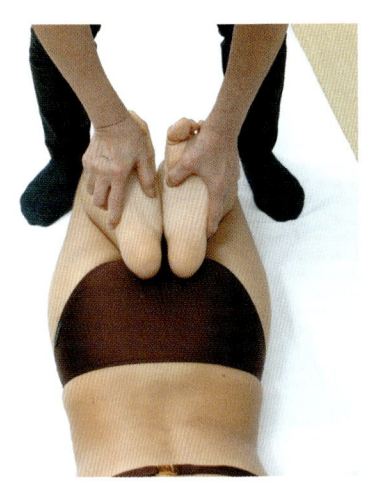

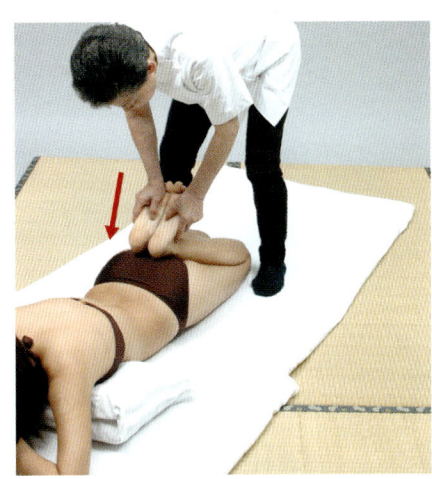

19. 再度脊柱に手掌圧迫（3と同様）

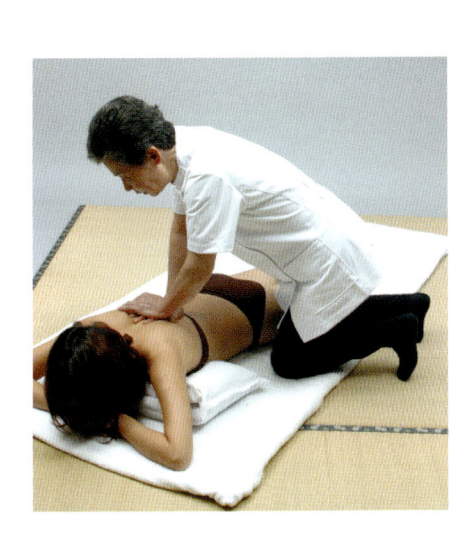

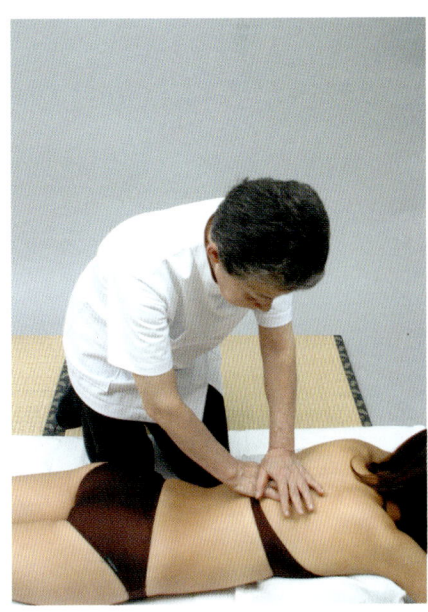

3 伏臥位による按摩法

背部仕上げ

伏見式経絡按摩

20. 背部から腰部にかけて手拳叩打法

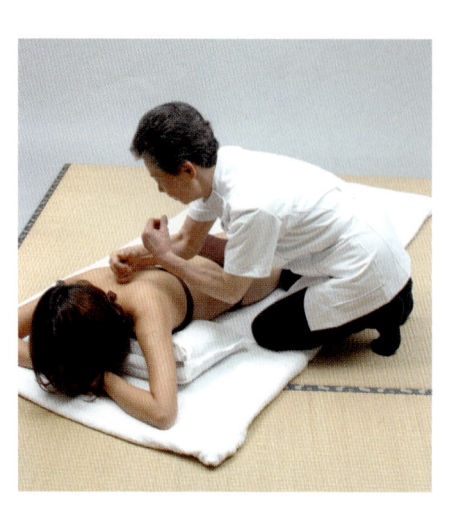

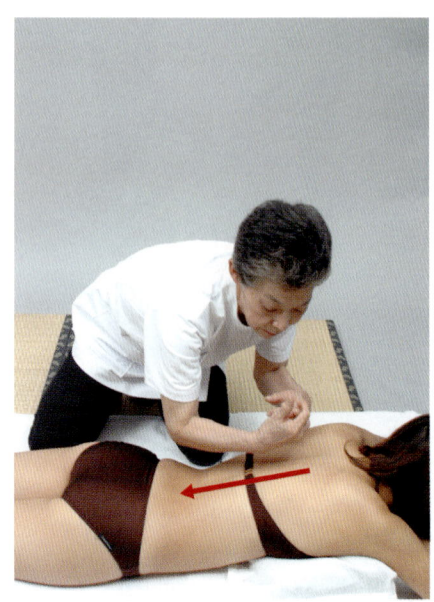

21. 大腿部から下腿にかけて両足を切打法

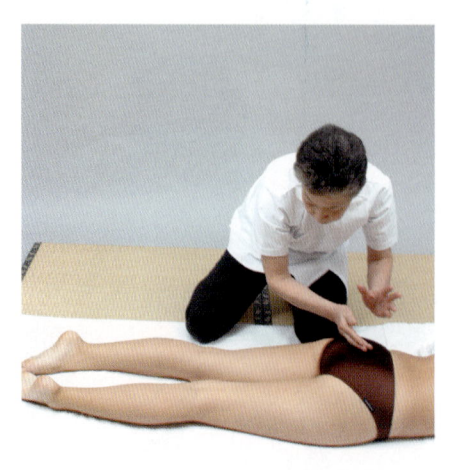

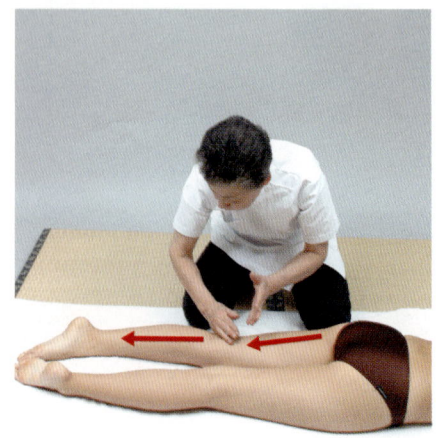

3 伏臥位による按摩法

背部仕上げ

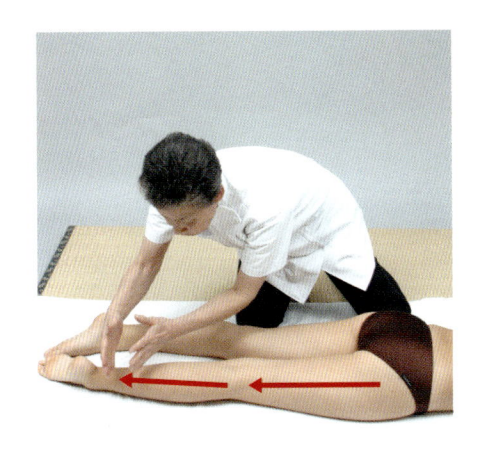

22. 足底は手拳叩打法

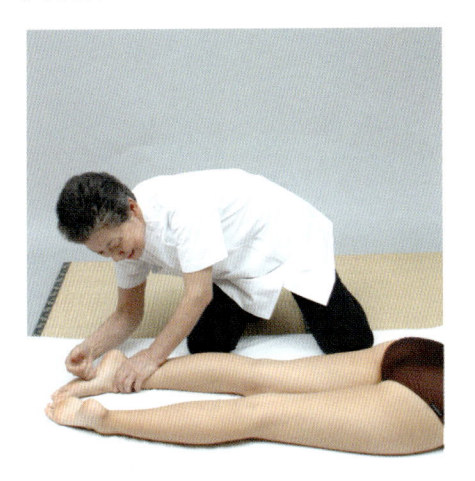

23. 下腿から大腿部にかけて両足を宿気打法

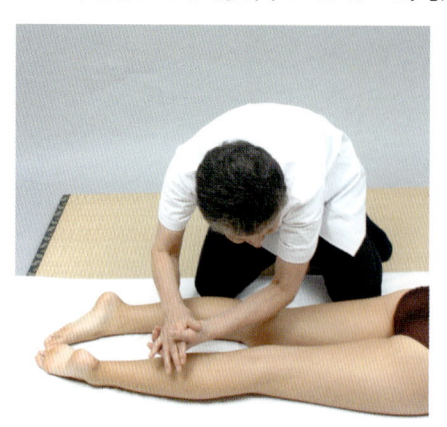

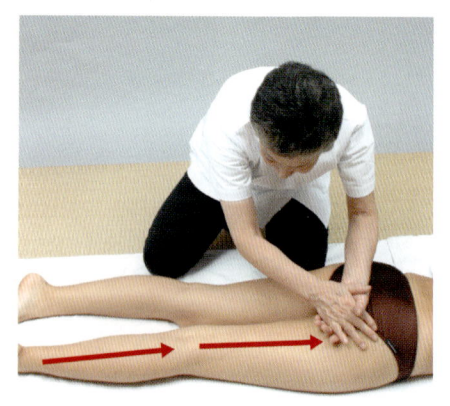

24. 腰部から背部にかけて合掌打法

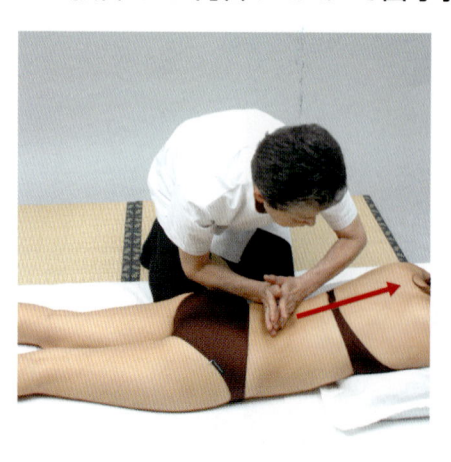

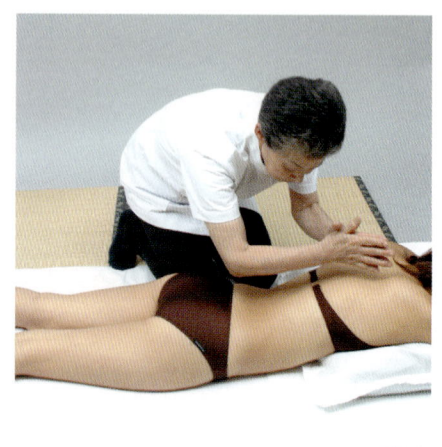

25. 肩部把握

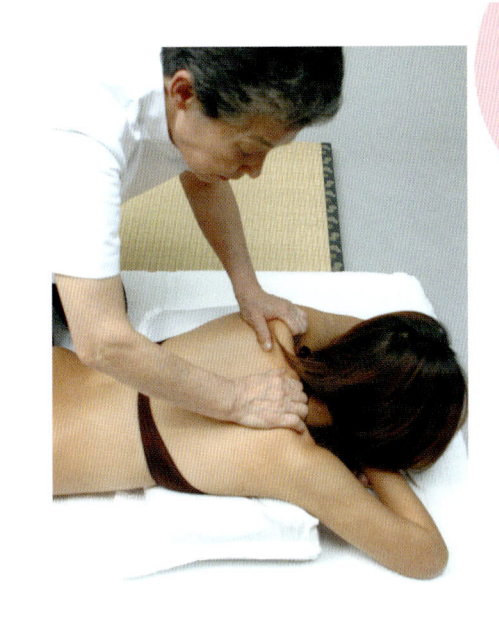

26. 背部第2線（膀胱経第1
線）母指圧迫

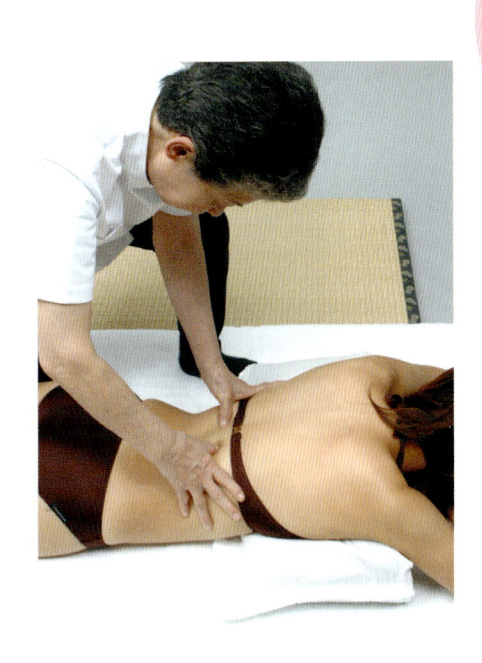

3 伏臥位による按摩法

背部仕上げ

27. 肩部から腰部へ軽擦法

腸骨稜のところで軽く腰部を圧迫する。

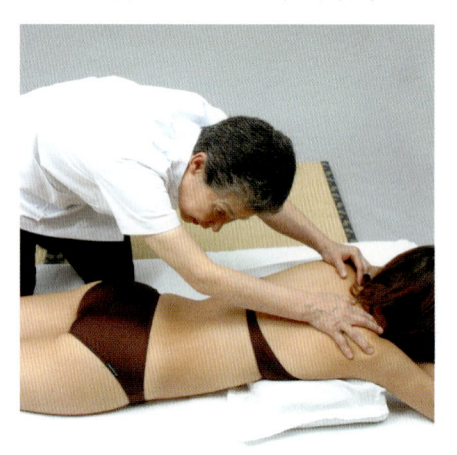

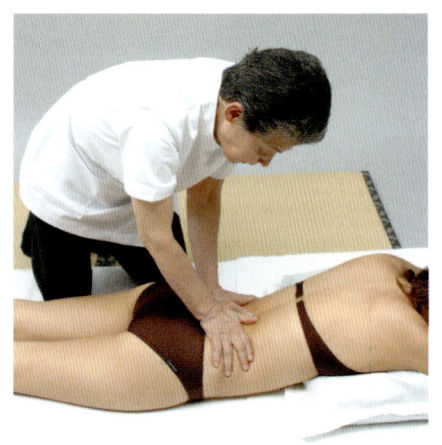

28. 背部から下腿まで全体的に軽擦法を行い、最後に足関節（崑崙・太渓）を圧迫

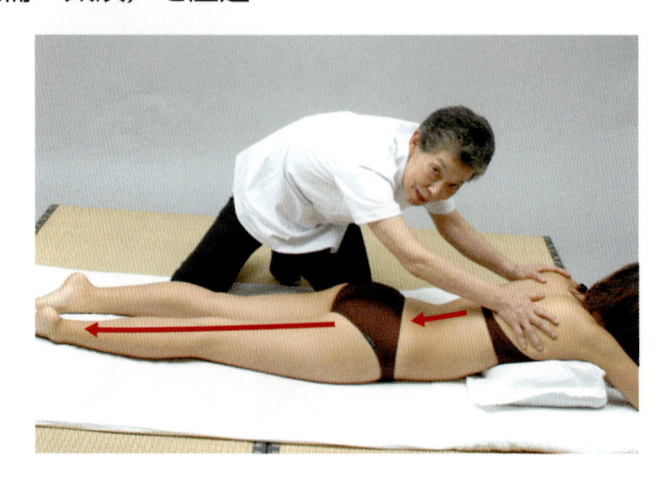

3 伏臥位による按摩法

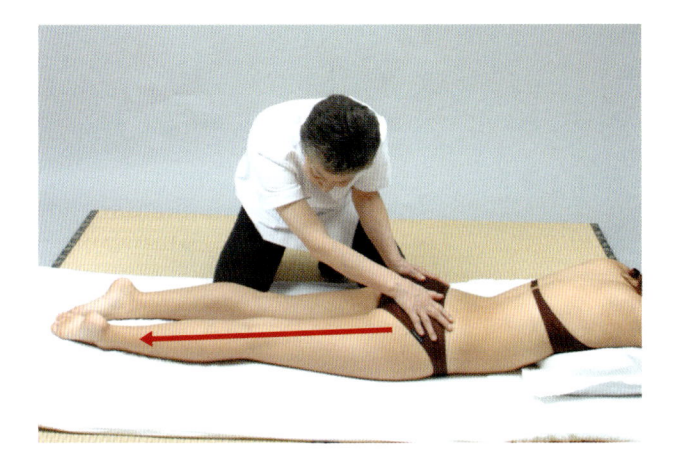

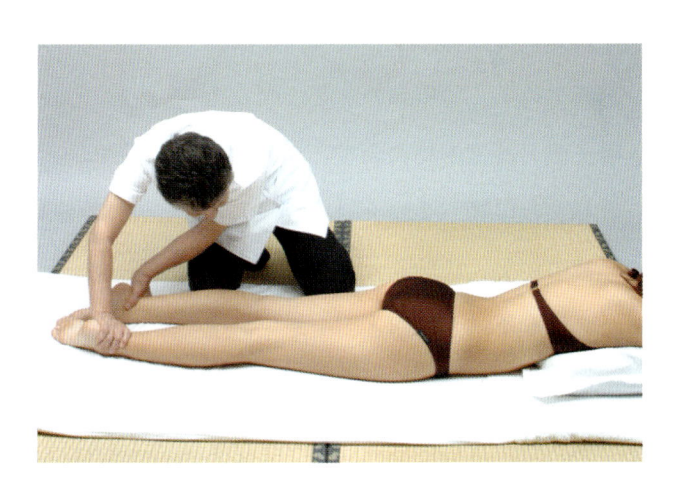

背部仕上げ

経穴の取穴法

肩　井	…	肩甲上部にして僧帽筋の前縁、乳線直上に取る
膏　肓	…	第4・第5胸椎棘突起間の外3寸に取る
陽　谿	…	腕関節の背面橈側、橈骨下端の陥凹部に取る
曲　池	…	肘を屈曲してできる肘窩横紋の外方で、上腕骨外側上顆の前に取る
陽　池	…	手関節後面横紋のほぼ中央、総指伸筋腱と小指伸筋腱の間に取る
肩　貞	…	腋窩横紋の後端から上1寸に取る
太　淵	…	手関節前面横紋の橈側端の陥凹部、動脈拍動部に取る
臑　兪	…	肩貞の直上、肩甲棘の下際に取る
天　宗	…	棘下窩のほぼ中央に取る
完　骨	…	乳様突起後縁、突起下端より約1寸後上方に取る
瘂　門	…	項窩の中央、後髪際入ること5分の陥凹部
風　池	…	乳様突起下端と瘂門との中間で、後髪際陥凹部に取る
天　柱	…	瘂門の外、1寸3分に取る
玉　枕	…	外後頭隆起の上際の脳戸穴の外方1寸3分に取る
百　会	…	前髪際を入ること5寸、正中線上に取る
神　庭	…	前髪際を入ること5分、正中線上に取る
別説環跳	…	側臥して股関節を深く屈し、股関節横紋の外端、大転子の前上方陥凹部に取る

経穴		取穴法
丘墟	…	外果の前下方、足部を外転背屈し、最も陥凹するところに取る
委中	…	膝窩横紋の中央に取る
崑崙	…	外果の最も尖ったところの高さで、外果とアキレス腱の間陥凹部に取る
承扶	…	臀溝の中央に取る
殷門	…	後大腿部のほぼ中央、承扶穴と委中穴を結ぶ線のほぼ中央
承筋	…	委中の下5寸、腓腹筋の最もふくらんだところに取る
陰陵泉	…	下腿内側、脛骨内側顆下際の陥凹部に取る
中封	…	内果前1寸、前脛骨筋腱の内側下際の陥凹部に取る
太渓	…	内果の後角の直後5分、動脈拍動部に取る
湧泉	…	足底中央の前方陥中で、足を屈すると最も陥凹するところに取る
然谷	…	内果の前下方、舟状骨粗面の直下に取る
頭維	…	側頭の前部、額角髪際にあり、神庭穴の外4寸5分に取る
上星	…	前髪際入ること1寸、正中線上に取る
顖会	…	前髪際入ること2寸、正中線上に取る
前頂	…	百会穴の前1寸5分、正中線上に取る
雲門	…	鎖骨下窩にあり、烏口突起の内縁動脈拍動部に取る
中府	…	雲門の下1寸に取る
鳩尾	…	上腹部白線中、胸骨体下端の下1寸に取る
曲骨	…	腹部正中線、恥骨結合の上際に取る
解渓	…	足関節前面の中央陥中に取る
小野寺臀部圧痛点	…	腸骨稜の下方3〜4cmに取る

※経穴順は概出順とする。

● 著者紹介

伏見　富士子（ふしみ・ふじこ）

　1976年　東洋鍼灸専門学校卒業。柳谷正子氏に師事。日本手技療法学会会員。東洋鍼灸専門学校同窓会理事学術委員。伏見治療室開設。東洋鍼灸専門学校講師。現在、経絡按摩をベースに按摩・マッサージ・指圧教育及び技能伝承に従事。NHK「生活ホットモーニング」にて手技療法アドバイザーを務める。共著きょうの健康シリーズ『顔や手足のむくみで悩む人に』他

● 参考文献

　山下　詢　：『臨床経絡経穴図解』　医歯薬出版
　社団法人　東洋療法学校協会編　：『経絡経穴概論』　医道の日本

● 編集・作成協力

仲田　正美（マーガレット鍼療院）

加藤　英孝　　澤田　美恵
鈴木　永理　　今村　和良
藤田　はるみ　星野　弘明
松澤　謙治　　森崎　太一
他、東洋鍼灸専門学校鍼灸あん摩科第45期生一同

伏見式 経絡按摩

2004年 6 月 7 日　第 1 刷発行
2015年 9 月28日　第 5 刷発行

著　者　伏見 富士子
発行者　谷口 直良
発行所　㈱たにぐち書店
　　　　〒171-0014 東京都豊島区池袋2-69-10
　　　　TEL.03-3980-5536　FAX.03-3590-3630
　　　　http://t-shoten.com　http://toyoigaku.com

乱丁・落丁本はお取り替え致します。